本书送给我的儿子米宝。

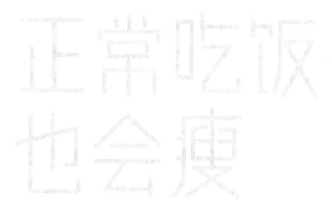

正常吃饭
也会瘦

90后营养师的独家沉浸式减肥法

沈夏冰 著

中国妇女出版社

图书在版编目（CIP）数据

正常吃饭也会瘦 ／ 沈夏冰著. -- 北京 ：中国妇女出版社，2023.1

ISBN 978-7-5127-2173-9

Ⅰ.①正…　Ⅱ.①沈…　Ⅲ.①减肥－方法　Ⅳ.①R161

中国版本图书馆CIP数据核字（2022）第185048号

策划编辑：闫丽春
责任编辑：闫丽春
封面设计：末末美书
责任印制：李志国

出版发行：中国妇女出版社
地　　址：北京市东城区史家胡同甲24号　　邮政编码：100010
电　　话：（010）65133160（发行部）　　65133161（邮购）
网　　址：www.womenbooks.cn
邮　　箱：zgfncbs@womenbooks.cn
法律顾问：北京市道可特律师事务所
经　　销：各地新华书店
印　　刷：北京通州皇家印刷厂

开　　本：165mm×235mm　1/16
印　　张：14.5
字　　数：190千字
版　　次：2023年1月第1版　　2023年1月第1次印刷
定　　价：59.80元

如有印装错误，请与发行部联系

我为什么会写一本减肥书

我是沈夏冰，一名注册营养师。自 2013 年大学毕业后，一直从事营养科普和健康教育相关的工作，工作时间越长越能感受到，大众对于营养健康的需求特别广泛。自媒体从业者的工作需要涉及健康饮食的方方面面，但其中，"减肥瘦身"往往是最被关注的几个热门话题之一。

2015 年，我开始尝试把工作和科普的重心转到"减肥"上，做了诸多科普和教育方面的尝试。

2016 年，开设知乎 Live——"一份能真正让你瘦下来的饮食日记"，半年内付费人数达 5000 人以上。

2017 年，基于平衡膳食原理，打造了"HW—体重管理"方案（HW 意为 health weight），这套个性化的体重管理方案累计帮助数千名小伙伴成功瘦身。

2018 年，在运动类 App 上开设减肥系列课程"1 ： 99 减肥必瘦技"。

2021 年，在知乎开设减肥知识类系列直播——"春日享'瘦'"，累计参与度（直播参与＋回放量）达 20 万次以上。

2021 年，担任丁香医生第一期线上直播减肥营的营养师。

这几年，我输出了很多与减肥相关的内容，但大多因为篇幅限制，只涉及减肥中的部分环节，比如，如何科学搭配饮食或如何解决减肥中遇到的问题等，不全面也不系统。大家对身材的健康管理越来越关注，我更渴望给大家呈现一套完整的"减肥法"，让更多人了解科学减肥的价值所在。

我国肥胖问题日益严峻，最新的《中国居民营养与慢性病状况报告（2020 年）》显示，超过一半的成年人被体重超标（超重＋肥胖）所困扰。学会如何科学控制体重，已成为大众的健康必修课。但直到今天，依然有很多朋友受商家广告和娱乐明星的"光环效应"所误导，被各种"网红"减肥法迷得晕头转向，甚至为此付出惨痛的健康代价。

为了改变现状，我决定尽自己所能写一本健康减肥书。

你一定尝试过各种减肥法和减肥产品，甚至还花钱买了减肥书，听了减肥相关课程，寄希望于抓住减肥成功的秘诀，到最后却发现，要么根本没效果，要么根本坚持不下来。

科学有效的减肥方法最终都基于能量负平衡原理，即阶段性的能量摄入小于阶段性的能量消耗，即使某些方法帮助你抑制了"食欲"，本质上也是通过调整食物摄入量来控制能量摄入的。但如果某种减肥方法或产品并未遵循能量负平衡原理，如各种"瘦身带""瘦身衣""暴汗服"……那么最终一定没有效果。

市面上流行的各类网红减肥法，如哥本哈根减肥法、碳循环减肥法、麦吉减肥法、GM 减肥法……确实让体重迅速往下掉，但这些方法大多只考虑了能量负平衡，根本没考虑可执行性，要么就是不让人吃东西，要么就让人只吃一点点或者只吃某一类食物。我们不如反问自己：这些方法真的可以长期坚持吗？由于进食失衡导致的营养不良状况，包括肌肉流失、脱发、抵抗力下降、疲劳嗜睡、经期紊乱……这些后果你真的可以承受吗？

当某种减肥方法让人充满压力时，就注定了很难坚持。我曾私下问一些参加过网红商业减肥的朋友，无论最后是否取得了预期的效果，给我的反馈基本都是"太痛苦了""压力特别大""很难坚持""再也不想减肥了"……

如何减轻大家在减肥过程中感受到的压力，尽量在科学有效的前提下"缓解压力、放下负担"，让减肥变成一件轻松的事，是本书所呈现的沉浸式减肥法想努力达到的目标。

简言之，沉浸式减肥法是一套遵循营养科学原理，基于中国居民平衡膳食宝塔的限能量减肥方案，在每天原有热量的基础上减少 300~500 千卡，同时保证各种营养素的比例摄入相对均衡，且尽量通过精心的食材选择和搭配，满足各类维生素和矿物质的需求。

在执行过程中，我会教大家尽可能遵循自身的食物喜好来制订科学减肥方案，并不断引导大家进行自我反馈、评估和改变，最终建立健康的生活态度和生活方式，使得大家几乎感觉不到"自己在减肥"。

沉浸式减肥法致力于做到，尽量让大家告别各种压力和痛苦，完完全全地"沉浸"在减肥计划中，这就是我想呈现的一种既科学又轻松的减肥法。

这本书完整地呈现了沉浸式减肥法的方方面面，从所需掌握的减肥基础知识，减肥过程中的评估、分析，方案的制订、执行，以及不同人群的减肥要点，几乎涉及科学减肥的方方面面。

第一章详细介绍了体重管理相关基础知识，包括肥胖的定义、危害和科学评价方法，还包括肥胖与能量平衡的关系，以及肥胖和食物选择的关系。

第二章从专业营养师的角度，介绍和分析了市面上常见减肥方法的原理及优点和缺点，帮助大家对各类"网红"减肥法有更深的了解。

第三章主要讲什么是沉浸式减肥、所需要做的准备，以及如何根据自身状况制订饮食方案、运动方案、生活方式计划等。尤其在制订饮食方案部分，我会分享一套简单易行的"饮食模板"，掌握这个方法后，你只需在很短的时间内就能制订出属于自己的减肥食谱。

第四章根据减肥过程的不同阶段，举例讲解困扰大家的一些问题和解决方式。比如，如何面对体重不下降，如何应对平台期，体重如何不反弹，等等。

第五章阐述不同人群在减肥中要注意的核心要点，涉及儿童青少年、孕期和哺乳期妈妈、中年男性、老年人和素食主义者。

当你的沉浸式减肥之旅结束后，我还会把健康饮食方式的参考方法和建议作为"附录"呈现给你。

毕竟，仅仅教会大家短期内控制体重并不是这本书的目的，当你执行控制体重的膳食结构，逐渐掌握科学健康饮食的方法并坚持执行时，会慢慢感受到健康生活的美好，这才是本书最大的价值。

对于需要控制体重的朋友，这本书完整呈现了我在体重管理领域的一些思考和感悟，以一种"轻科普"的形式，尽可能为大家呈现完整、科学的"沉浸式"体重管理流程。

即使现阶段你不需要控制体重，本书依旧呈现了一种积极的态度——无论是为了形象管理还是健康管理，体重管理都是一辈子的事。减肥成功不是最终目的，减肥只是养成健康生活方式的必要途径。

对于营养师朋友，本书呈现了我对体重管理的一些认识和思考，或许能帮助你更好地从事体重管理相关工作。

希望看完本书的你，不仅自己能实现健康减肥，还能通过掌握这套科学方法，为身边的朋友、家人提供一些帮助。

因为水平有限，成书仓促，本书难免疏漏，如有不当之处，欢迎各位指正。

沈夏冰

2022 年 12 月

目录

第一章 管住嘴，帮你重新认识减肥

CHAPTER
ONE

第一章

正如我们所观察到的那样，体重超标的人往往更容易感到疲劳和精力不济。因为肥胖人群往往需要更多的氧气才能维持正常状态，所以当学习或者工作时，自然容易走神、犯困，打瞌睡成为常态。

　　肥胖人群的体重基数往往更大，相同强度的运动下自身负担更重。我们常常看到体育课上跑200米或者400米时，累得上气不接下气的大多是“小胖子”。运动时，肥胖者的全身骨骼和关节往往承受着更大的压力，当经历过高频率的爬楼、爬山后，关节劳损、疼痛、行动困难等问题都困扰着肥胖人群。

运动后带来的疼痛感，往往会导致超重肥胖者更不愿意运动，进而进入“宁愿躺不愿坐，宁愿坐绝对不愿动”的状态。结果，不愿运动会让自身进入“静止状态”，由于活动量的减少进而影响能量的消耗，体重会进一步上升，很多超重者都会为“越不运动越胖，越胖越不愿意运动”的恶性循环而苦恼。

打鼾(打呼）也是一个值得重视的问题，大家千万别觉得打鼾仅仅是“有点吵”而已。它的学名叫作阻塞性睡眠呼吸暂停低通气综合征(OSAHS)，其危害非常大，会导致睡眠质量变差，不仅第二天容易无精打采，头疼、健忘、暴躁，还可能引起高血压、心脏病、糖尿病等一系列健康问题。

相较于一般人，体重偏重的人群更容易打鼾。有一些研究发现，当肥胖患者的体重减轻之后，打鼾的现象往往都能得到缓解。

肥胖，还影响着你的社会交往

世界卫生组织对健康的定义是：健康不仅仅是没有疾病或者不适，而是代表身体、心理和社会适应的共同健康。可见，社会适应能力也是健康的重要议题之一。肥胖对于成人和儿童的社会适应而言，影响也很大。

在我国传统的审美中，能量摄入充足的“小胖墩”往往是“伙食好，营养更好”的代名词。但是，当他们进入同龄社交圈后，才发现自己往往是被嘲笑的对象，这种嘲笑会使得他们渐渐远离社交圈，严重的甚至陷入焦虑、抑郁中。

进入青春期的少女仍有些懵懂，但对苗条身材的渴望越来越明显，对"肥""胖"这两个字眼也极为敏感。有研究发现，青春期的肥胖少女较正常体型的少女更容易产生明显的自卑感，甚至可能因为肥胖导致的人际关系问题而干扰学习和生活。

当"小胖子"慢慢长大后，焦虑并不会自然消失，成年人往往容易受到冷落、嘲笑和讥讽，甚至在应聘工作时，也易因外形而受到不公正待遇。

你知道吗？胖还可能影响你赚钱！

确实如此，一个人的健康水平与生产力直接挂钩，健康状况良好的人，往往会完成更多的工作，也更少因为健康原因而去医院或者请假。

对于大家关心的肥胖和收入水平的关系，也有相关的研究。

美国一项基于上万人的研究发现，由于身体因素，肥胖职员去医院的频率比普通职员高 20%，请假多了，收入水平自然受影响。由于肥胖而引起的各种疾病，同样增加了在医疗方面的支出。

总而言之，为了多赚钱，也为了更健康，赶快下定决心开始减肥吧。

肥胖只是"不好看"？大错特错，体重超标早就开始对健康造成危害了。

早在 1948 年，"肥胖"就被纳入国际疾病分类名单，但即便到今天，依然有很多人认为胖只是"不好看"。其实，成人体内的脂肪过多会导致多种严重的疾病，如心血管疾病（心脏病和脑卒中）、2 型糖尿病、骨关节炎和某些癌症（子宫内膜癌、乳腺癌、卵巢癌、前列腺癌、肝癌、胆囊癌、肾癌和结肠癌等)。

有充足的证据证明，肥胖人群的死亡率往往更高，且预期寿命受影响。

肥胖还有可能引发很多潜在的健康问题，比如，成人体质指数（Body Mass Index，BMI）增加很可能显著增加 2 型糖尿病、血脂异常、胆囊疾病和阻塞性睡眠呼吸暂停低通气综合征（即打鼾）的风险，同时增加冠心病、高血压、骨关节病、高尿酸血症和痛风的患病风险。

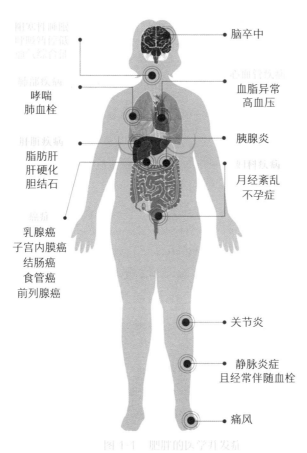

脑卒中

血脂异常
高血压

哮喘
肺血栓

胰腺炎

脂肪肝
肝硬化
胆结石

月经紊乱
不孕症

乳腺癌
子宫内膜癌
结肠癌
食管癌
前列腺癌

关节炎

静脉炎症
且经常伴随血栓

痛风

图 1-1　肥胖的医学并发症

[资料来源：美国疾病控制与预防中心(CDC)，作者译。]

肥胖的人有更多的脂肪组织，这会进一步增加人体血管内的压力，进而容易引起人体心血管系统的损伤。肥胖还会影响人体正常脂肪的代谢，引发类似血脂异常和胆固醇异常，这些都是引起冠心病和脑血管疾病（脑卒中）的重要因素。

2004 年，韩国有一项针对 234863 名男性的研究发现，中年男性（40～64 岁）BMI 值每增加 1，患缺血性卒中的风险就会增加 11%。

肥胖是引发胰岛素抵抗的重要因素之一，尤其是脂肪堆积在腹部周围而导致的"腹型肥胖"。肥胖者一旦出现胰岛素抵抗的状态，会进一步导致糖耐量受损，使血糖异常升高，最终可能患 2 型糖尿病。

要知道，目前在我国糖尿病患者中，体重超重和肥胖的人群占比高达三分之二，由此可见，肥胖和"糖尿病"的关系十分密切。《中国 2 型糖尿病膳食指南》指出，减轻体重能够有效改善胰岛素抵抗、降低血糖。

软骨通常指骨骼之间关节处的结缔组织，起着缓冲和吸收压力的作用，当人体体重基数较大时，负重关节（如膝关节）的软骨磨损严重，可能导致骨关节炎症。

除了上述提到的疾病，肥胖还可能影响生殖功能。肥胖男性的精子数量、活力、浓度都会有不同程度的下降；年轻女性肥胖则有可能导致月经紊乱，腰围数值较大的肥胖女性（即中心性肥胖患者）还容易出现多囊卵巢综合征（polycystic ovarian syndrome，PCOS）。

总之，肥胖对于健康的影响存在于方方面面，诸多有关慢性疾病和代谢综合征的防控指南中都提出了"降低体重"的要求。

如果你还在犹豫要不要减肥，不妨再看一遍肥胖带来的危害。

本节主要是为了让大家正视肥胖的影响和危害，希望大家可以重视体重和自身健康管理。当然，如果你正在为肥胖带来的诸多健康问题而苦恼，也别气馁，毕竟本书是一本能真正帮你瘦下来的健康减肥书！

我们并不是不让大家关注体重，只是不希望大家只盯着体重秤的数字。毕竟，体重数值很容易受各种因素的影响，比如，测量时的衣物不同、时间不同、排便与否、进食与否等，都会直接影响数值的变化。

　　也不要因为一点点的体重变化而产生剧烈的情绪波动：第 1 天减了 0.3千克，为了庆祝吃了 5 块红烧肉，第 2 天一称体重涨了 0.2 千克，又吓得一口东西都不敢吃。别忘了，你是在减脂，不是在减重。体重只是"身体各部分重量的总数"，并不能反映身体各部分的组成，毕竟光看体重，我们并不清楚到底是由于体内瘦体重（也叫去脂体重，即人体除去脂肪以外其他部分的重量）导致的体重减少，还是由于脂肪数量变化而导致的体重减少。

只不过，目前为止体重依然是最方便获取的指标。在沉浸式减肥法中，我建议大家每天测量一次体重，记录并分析体重变化的趋势。体重值也是计算体质指数（BMI）和标准体重的重要条件。

体质指数（BMI）——最常用的体型衡量标准

体质指数通常是我们使用最多的体型评价方法，计算公式如下：

$$体质指数（BMI）=体重（千克）/ 身高（米）^2$$

具体为用体重数值除以两遍身高。以一名身高 160 厘米、体重 54 千克的女生为例，其 BMI 为：$54 /（1.6）^2 = 21.09$。计算出 BMI 值后，就可以判断出她的体重到底是属于过低、正常、超重还是肥胖。

大于 18 岁成人体重判定标准

体重过低	< 18.5
体重正常	18.5 ~ 23.9
超重	24.0 ~ 27.9
肥胖	≥ 28

（资料来源：卫生行业标准《WST428-2013 成人体重判定》。）

按照我国成年人的 BMI 标准进行评价，这个女生的 BMI 值处于正常范围（注：18 ~ 49 岁成年人 BMI 的正常范围为 18.5 ~ 23.9），所以，她根本没必要减肥。

全球著名杂志《柳叶刀》在 2009 年刊登了一篇文章，其中提到较高 BMI 值（即 BMI ≥ 25 千克 / 平方米）会增加人群的全因死亡率，尤其当 BMI 数值每升高 5（比如，从 25 升高到 30），人群的总死亡率上升 30%，至少缩短预期平均寿命 20 年。所以如果你希望活得更久、更健康，保持健康体重就显得尤为重要。

虽然 BMI 被广泛应用于对成人的体型评价，但同样有局限性。比如，它不能十分准确地反映个体的脂肪（Fat Mass，FM）和瘦体重（Fat-Free Mass，FFM）比例含量。

对于一些特殊人群，比如，肌肉发达的健美运动员，以 BMI 为标准来评价也不太准确。很多运动员和健美人员的 BMI 一计算之后会把人吓一跳，BMI 达到 30 多的也不在少数，但怎么看他们都和胖不沾边，再配合体脂肪的测量才发现，体脂率只有 10% 左右，根本不胖。所以，除去 BMI 值外，还需要结合其他指标来综合判断体型，如腰围、体脂肪率等。

以上评价标准只针对处于健康状况的成年人，由于生长发育和衰老过程中体内各组分会产生变化，儿童青少年和老年人群的 BMI 的意义和评价标准有所不同，具体内容会在第五章相关内容中为大家解答。

理想体重，也叫作标准体重，指的是人在该身高下最为理想的体重数值。如果能够把体重保持在理想体重上下（±10%），既可以降低营养不良的风险，也可以避免体重过重引起的多种健康问题。

对于理想体重的计算，目前学术界并没有统一的说法。根据中国营养学会出版的《中国肥胖预防与控制蓝皮书》，理想体重的计算公式如下：

也可以用 22 乘身高的平方，推算出自己的理想体重，如下：

不同于 BMI 值，理想体重并不单纯用于评估现有体型，其更重要的是为了确定减重目标和制订后期减脂方案。具体关于理想体重的参考方法，会在后面的章节中为大家详细解答。

前面我们提到过 BMI 的局限性，它无法反映脂肪在体内的分布情况，而脂肪分布不同，对健康的影响也不同。要知道，内脏附近的脂肪分布（即内脏脂肪的堆积）与代谢疾病的相关性更加显著。

腰围（Waist Circumference，WC）通常可以反映腰腹部脂肪的堆积程度，也是衡量体重超标与否的重要维度。日常咨询中，我们经常会提及腰围数值，一方面，腰围数值比较容易获取，毕竟大家买衣服和裤子时会经常用到；另一方面，腰围数值往往比 BMI 更敏感，尤其是对于中心性肥胖而言。

中心性肥胖是肥胖的一种类型，即以脂肪主要堆积在腰腹部大网膜附近为表象，通常反映为腰围数值增大，被很多男性"吐槽"的"啤酒肚"就是典型的中心性肥胖的表现。相比于一般性肥胖，中心性肥胖不仅是腹部脂肪堆积的最直观指标，而且会大大增加心血管疾病和 2 型糖尿病的患病风险。

从定义上看，腰围指经脐点的腰部水平围长。有一种极端情况，即一些朋友的 BMI 值经过计算属于正常范围，腰围大小却超标，这可能意味着体重数值相对正常，但是内脏脂肪含量超标，通常认为这类朋友属于"隐藏型肥胖"，最终需要结合其体脂肪率来综合判断。

腰围测量简单易行，却往往是腹部脂肪堆积（即中心性肥胖）的敏感评价指标，所以通常把它和 BMI 值作为最常用的体型评价指标。

那么，腰围多少算超标呢？根据中国肥胖问题工作组的定义，成年男性腰围 ≥ 90 厘米、成年女性腰围 ≥ 85 厘米即为中心性肥胖，如果粗略地把裤腰数值当作腰围，男性裤腰不大于二尺七、女性裤腰不大于二尺五都属于正常范围。

中心性肥胖前期	85 ≤ 男性腰围 < 90 80 ≤ 女性腰围 < 85	中心性肥胖	男性腰围 ≥ 90 女性腰围 ≥ 85

（资料来源：卫生行业标准《WST428-2013 成人体重判定》。）

有一种更简单的判断方法：靠墙笔直站立后低头看，看能不能看到自己的脚尖。如果腹部挡住了脚尖，那基本上就属于明显的中心性肥胖了。

除了腰围，腰臀比（Waist-to-Hip Ratio，WHR）、腰围身高比（Waist-to-Height Ratio，WHtR）也可作为评估体型的参考指标。简单来说，当腰围不超过身高值的一半时，就能有效避免肥胖所带来的各种健康风险。

除了评价体型外，腰围的变化也被当作肥胖干预过程中阶段性的成果。BMI 值的下降很可能伴随着水分和瘦体重的流失，但腰围的明显下降则大部分来源于内脏脂肪的减少。

很多朋友会和我反映，减肥一段时间后虽然 BMI 值没变，但是腰围小了，是不是减肥没有效果？其实，这可能意味着你减掉的是脂肪而不是肌肉，应该更高兴才对。

体脂肪率—— 脂肪的比例直接决定"肥胖与否"

回到最初的问题，既然肥胖是由于人体内脂肪紊乱所导致的，这是不是意味着，肥胖就等同于体内脂肪含量超标呢？

答案是肯定的。人体的主要成分是水、蛋白质、矿物质（无机盐）和脂肪，如果体内脂肪比例过高就会肥胖，通常我们把体内脂肪占人体总重量的比例称为体脂肪率。一般来说，这个比例越高，就意味着体内脂肪含量占总重量的比例越高，就会造成超重或肥胖。

一般情况下，体内脂肪会在正常范围内浮动，男性为 15% ~ 20%，女性为 25% ~ 30%，在此范围内的体脂肪含量属于正常。当男性体脂肪率 ≥ 20%，女性体脂肪率 ≥ 30% 时，属于肥胖。

男性	3% ~ 8%	15% ~ 20%
女性	12% ~ 14%	25% ~ 30%

[资料来源：中国营养学会.中国居民膳食指南（2022）[M].北京：人民卫生出版社，2022.]

既然体脂肪率可以直接判断肥胖与否，我们该怎么测呢？

体脂肪率的测量方法有间接测量法和直接测量法两种：间接测量法包括之前提到的体质指数（BMI）、腰围（WC），直接测量法包括水下称重法、计算机断层扫描法（CT）、双能 X 线吸收法（DXA）、核磁共振成像法（MRI）等。

目前，医院、健身房和体检中心测量和评价体脂肪率的主流方法是生物电阻抗法（Bioelectrical impedance analysis，BIA）。家用的体脂秤大多也是运用这个原理，虽设备价格便宜，但测量数值误差相对较大。医院、体检中心和健身房的体成分测量仪测出的数值更接近真实数值，不过仪器的价格也昂贵得多。

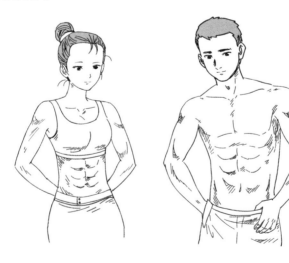

如果你身边没有测量设备，可以通过目测自己的腹部大致推算出体脂肪含量。

男性	3% ~ 4%	常见于健美运动员，几乎其每块肌肉的轮廓、分隔甚至肌肉上的静脉都非常明显。
	6% ~ 7%	大部分肌肉上依然有清晰的血管脉络。
	10% ~ 12%	可以看到腹肌，肌肉之间有明显界限，血管脉络大多仅仅呈现在手臂上。
	15%	可以看到肌肉的轮廓，但肌肉之间的分隔并不清晰，肌肉外侧有一层薄薄的脂肪层，外表依然很"漂亮"。
	20%	几乎看不到肌肉上的血管。
	25%	没有血管也没有肌肉条纹，腰部的脂肪显著增加。
	30%	腰部、背部、大腿和小腿基本都有脂肪覆盖。
	35% ~ 40%	脂肪越来越多，且大部分堆积在腹部，呈现出"啤酒肚"。
女性	10% ~ 12%	常见于健美运动员，对女性而言属于极低脂肪水平，肌肉的条纹、分隔以及血管分布很明显。
	15% ~ 17%	常见于模特，各部分肌肉分隔很明显。这种体脂肪率可能会导致月经紊乱。
	20% ~ 22%	适合大众女性的体脂肪范围，手臂和腿上出现脂肪。
	25%	属于女性平均的脂肪含量，在这个状态下，臀部曲线更加明显，且臀部和大腿的脂肪开始堆积。
	30%	脂肪往往会在臀部和大腿上堆积，形态呈现更加"饱满"。
	35%	臀部、腰部脂肪堆积，腰围逐渐增加，脸部和颈部会变得更圆。
	40% 及以上	臀部和大腿围度逐渐增加，脂肪堆积越来越多。

（资料来源：https：//www.builtlean.com/body-fat-percentage-men-women/.）

现在，由于家用体脂秤的普及，大家可以在家利用体脂秤和手机 App 测得自己的体脂肪率。有朋友有疑问，为什么这么简单就能测出体脂肪率，这个数据可靠吗？

目前，大部分家用体脂秤都采取生物电阻抗法（BIA）测量体脂，虽然单次测量的绝对数值不一定准确，但对于长期判断体脂肪变化趋势仍具有一定的参考意义。

生物电阻抗法的原理，利用的是人体内脂肪组织和肌肉组织导电率的不同，测量时设备发出微弱的交流电进入体内，通过测量人体总的导电率来推算人体的脂肪百分比。从准确性上来说，多频率的生物电阻抗设备比单频率生物电阻抗设备测量得更加准确。

我个人认为，利用生物电阻抗设备来测量体脂肪率是一种经济、快捷的方式，对身体结构没有损伤，是目前应用得最普遍的一种方法，但容易受体内水分、疾病状态等因素影响。

当大家去营养科或者进行体检时，往往都会进行一次体成分检测，得到一份相对完整的"人体体成分分析报告"。这份报告应该怎么看？

报告中不仅会列出体脂肪量和体脂肪率，还有体内水分、蛋白质、无机盐的数量和比例，方便我们了解体内各部分的组成，以及目前存在的问题，如肌肉量不足、体脂肪率过高等，甚至可以详细地反映各个部分（左右上肢、躯干、左右下肢）的肌肉和脂肪分布。作为现有的体成分报告，其也便于阶段性对比减肥效果。

基础代谢代表每天最基础的生命活动的能量消耗，也可以作为减脂计划中能量摄入的下限（即减肥过程中每日能量摄入不低于这个数值）。另外，用基础代谢乘1.5，大约就可以估算出每天的能量消耗。

三 看腰臀或腰臀比　　腰臀或腰臀比是反映内脏脂肪堆积的指标，可用来判断是否属于中心性肥胖。

四 看内脏脂肪面积　　指腹部内脏脂肪的横截面，通常低于 100 平方厘米为正常，高于这个数值可能意味着内脏脂肪堆积过多，和各种肥胖相关慢性病的高发有密切的关系。

| 有趣有科的小测验 |

花 1 分钟科学判断自己用不用减肥

　　下图为大家呈现了是否需要减肥的简单自我评估流程，大家不妨花 1 分钟时间试一试。

减肥并不是一个只吃低能量食物就能解决的问题。

当能量被大众称呼为热量，并被持续"妖魔化"的今天，你也许仍未了解"能量"的真正含义。

能量是维持人类生存最基本的物质之一，它往往以一种形式转化为另一种形式，既不会凭空产生，也不会凭空消失。

人类获取能量依赖于进食。食物被消化吸收和利用后所产生的能量，可以帮助人体完成一系列生理活动，包括肌肉收缩、腺体分泌、神经传导等。所以，能量一直是人体生存最基本的需求。

能量单位有两个，国际能量单位是焦（J）或千焦（KJ），营养学中使用的是卡路里（cal）和千卡路里（kcal，简称千卡）。日常表达食物能量和运动能量消耗时，千卡（kcal）是最常用的单位，1千卡=1000卡。

之所以强调这一点，是因为很多人在描述食物能量时，会混淆千卡和卡的概念。比如，一个苹果含有100卡的说法就是错误的，正确表述应为"一个苹果含有100千卡能量"。这一点请大家务必注意。

千焦和千卡之间存在以下换算关系：1千卡=4.184千焦，1千焦=0.239千卡。

二、减肥就是高中的"把鸡蛋选择，就得能解决"吗

有时候，我们也会根据能量，将食物区分为低能量食物或高能量食物，通常认为的区分标准如下：

低能量食物往往包含水分含量较高的新鲜蔬菜和水果，而肥肉、动植物油、坚果等往往属于高能量食物。虽然每天的总能量摄入水平与体重密切相关，但想要控制体重，绝不是单纯的只吃低能量食物，不吃高能量食物就能实现的。如果真的是这样，为什么天天只吃黄瓜、番茄、生菜的减肥方法还被我们认定是不科学的呢？

实际上，能量只是食物的诸多属性之一，食物中也含有各种各样的营养素，对于人体的健康至关重要。如果只关注食物能量的多少，不关注营养素的摄入，就很容易在减肥过程中营养不良。所以，限制能量只是一方面，而如何能在限制能量的同时，保证营养均衡不饥饿，才是减肥及膳食搭配的核心。

因此，挑选适合减肥的食物时，不能单纯地看能量的多少，因为有些高能量食物，如面包、麦片、坚果依然会出现在食谱中。另外，那些低能

量或者无能量食物也并不代表就可以敞开吃。总之，将各种食物进行合理搭配才是健康减肥的关键。

粳米（标一）	351	香蕉	96.8
米饭	116	草莓	35
小麦粉（标准粉）	358	苹果	57.4
馒头（均值）	229	猪五花（软）	343
鲜玉米	120	牛肉（均值）	126
北豆腐	100	鸡胸脯肉	133
豆腐干	144	草鱼	113.5
西蓝花	39.2	基围虾	102
番茄	21.7	牛奶	54.3
生菜	17.9	酸奶（均值）	71.9
菠菜	31.5	葵花子	618
鸡蛋	139	核桃	658

[数据来源：①杨月欣.中国食物成分表：标准版.第一册（第6版）[M].北京：北京大学医学出版社，2018.

②杨月欣.中国食物成分表：标准版.第二册（第6版）[M].北京：北京大学医学出版社，2019.]

体重数值往往是人体各个部分的重量之和。从组成上看，人体包括肌肉、脂肪、骨骼、器官四大部分，而其中的脂肪又分为必需脂肪和非必需脂肪两种。

必需脂肪是维持人体健康的重要组成部分，有些女孩太瘦，体脂肪率达不到必需脂肪的下限，很有可能会影响毛发、月经、免疫力等，甚至会影响生育。

成年男性和成年女性身体内各成分的比例大致如下图所示。

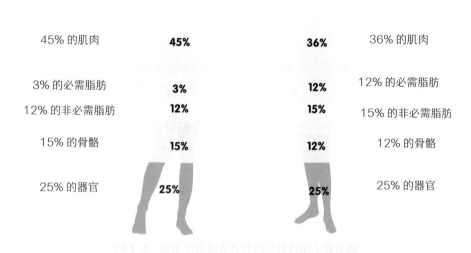

45% 的肌肉	**45%**	**36%**	36% 的肌肉
3% 的必需脂肪	**3%**	**12%**	12% 的必需脂肪
12% 的非必需脂肪	**12%**	**15%**	15% 的非必需脂肪
15% 的骨骼	**15%**	**12%**	12% 的骨骼
25% 的器官	**25%**	**25%**	25% 的器官

图 1-3　成年男性和女性身体内各成分的大致比例

[本图数据参考：弗朗西斯·显凯维奇·赛泽，埃莉诺·诺斯·惠特尼.营养学：概念与争论（第 13 版）[M].王希成，王蕾，译.北京：清华大学出版社，2017.]

如果经常测量体重会发现，体重值并不是一成不变的。体重是反映个人近期营养状况的敏感指标之一，体重的阶段性稳定反映了能量摄入和能量支出的相对平衡。能量摄入和能量支出失衡会导致体重变化，遵循的规律也很简单，如下。

碳水化合物
蛋白质
脂肪
酒精
……

能量天平

基础代谢
体力活动
食物热效应
……

实际上，市面上各类花里胡哨的减肥方法，大多基于"能量负平衡"原理。

形象地讲，可以以"能量天平"来表示，能量天平是保持体重相对平衡的重要核心，天平的两边分别是能量摄入和能量消耗，只有能量摄入小于能量消耗的情况出现时，人体才会动用自身的脂肪储备，体重才会下降。那么，人体的能量摄入和能量消耗分别有哪些途径呢？

食物可以给人体提供能量，而能量主要来源于其中的产能化合物，包括碳水化合物、脂肪、蛋白质三种，这三者在人体中被消化吸收后所产生的能量并不相同。除此之外，食物中的酒精、膳食纤维和有机酸也可以提供能量。

碳水化合物是人体最主要的能量来源，脂肪在某些情况下也是能量的来源，蛋白质更多的功能在于合成机体组织、激素、抗体、运输载体等，提供能量是其次要功能。

三种产能营养素在人体内被吸收利用产生的能量，被称为能量系数，也叫作　　，这个值我们以后会反复用到，希望大家牢记。

除此之外，每 1 克酒精在体内被吸收利用会产生 7 千卡能量，膳食纤维在肠道中被微生物分解利用，每 1 克产生 2 千卡热量。

当你了解了食物中每种产能营养素的数量，就可以计算出该食物的能量。食物所含有的能量，等于该食物的所有产能营养素的能量之和，计算方法如下：食物的能量（千卡）＝碳水化合物（可利用）×4 千卡 + 蛋白质 ×4 千卡 + 脂肪 ×9 千卡 + 酒精 ×7 千卡 + 膳食纤维 ×2 千卡。

大家可以直接通过预包装食品的"营养成分表"查询食物的能量和各种营养素，一般性的食物如果没有营养成分表，可以在中国疾病预防与控制中心和中国营养学会共同发布的"食物营养成分查询平台"上查询。

能量	364 千焦	4%
蛋白质	2.8 克	5%
脂肪	2.8 克	5%
碳水化合物	12.5 克	4%
钠	60 毫克	3%

成年人能量消耗的方式包括基础代谢、体力活动、食物热效应三方面。

基础代谢（Basal Metabolism，BM）是人体维持最基础的生命活动所进行的能量消耗，是每天最主要的能量消耗途径，大约占每日消耗的总能量的60%～70%。

测量基础代谢必须处在相对稳定的状态下：测量前一晚8点后不能吃东西（排除食物消化对能量消耗的影响），在第二天清晨清醒后，躺在床上，保持肌肉和精神放松，这样测出来的能量消耗才是基础代谢。另外，测量全程需要恒温（一般为22℃～26℃），尽量减少温度对基础代谢值的影响。

基础代谢往往反映着全身在一段时间内的能量消耗值，单位时间内每千克体重的基础代谢值被称为基础代谢率（Basal Metabolism Rate，BMR）。

（图片来源：作者自制。）

不同个体之间的基础代谢值差别很大，这与许多因素有关。

我们经常听到一些朋友说"哎，年纪大了，代谢能力也差了"，这句话有一定的科学依据。婴幼儿阶段是代谢最活跃的阶段，30岁后，每10年人体的基础代谢率大约会下降2%，50岁以后下降得更多。

人体中的肌肉组织代谢旺盛，而脂肪大多为惰性组织，所以通常肌肉比例高的人基础代谢较高。

体表面积越大意味着散热面积越大，通常情况下，高个子的人基础代谢更旺盛。

在相同年龄相同体表面积的情况下，女性的基础代谢率通常低于男性，这主要是由于女性身体有更高的脂肪比例。

激素分泌也可能会影响人体的基础代谢。比如，甲亢人群由于甲状腺激素分泌旺盛，基础代谢会明显升高，使得能量消耗增多，体型更容易消瘦。

过冷或者过热都会增加基础代谢率。

如身体发热会增加基础代谢率，而饥饿 / 禁食 / 营养不良等都会降低基础代谢率。

那么，如何计算并估算基础代谢值呢？

我们一般认为，成人的体重数值和基础代谢率间存在一定的关联，世界卫生组织和联合国粮农组织都建议按照体重计算基础代谢值。

表1-7　不同年龄段不同性别基础代谢计算公式（单位：千卡 / 天）

年龄	男性	女性
	千卡 / 天	千卡 / 天
18 ~	15.3m+679	14.7m+496
30 ~	11.6m+879	8.7m+820

[注：表中 m 代表体重，单位为千克。]

当然，如果你觉得计算麻烦，或者没有现成的公式可用，也可以采取下面的公式简单估算基础代谢值：

$$男性（千卡 / 天）= 体重（千克）\times 24$$
$$女性（千卡 / 天）= 体重（千克）\times 23$$

顾名思义，体力活动消耗就是每天的身体活动所带来的能量消耗，通常占总能量消耗的 15% ～ 30%。

一方面，运动过程中的能量消耗，主要来源于肌肉和骨骼活动，体重越重或者肌肉量越大的人在运动时的能量消耗越大；另一方面，体力活动的能量消耗还与运动种类、强度、时间以及运动频率有非常密切的关系。比如，吃完晚饭后一家人出去散步，步行（5 千米 / 小时）1 小时可能仅有 200 千卡的能量消耗，如果是慢跑（8 千米 / 小时），能量消耗则可以达 300 千卡，这种能量消耗的差距基本上来源于运动强度的差异。

当然，身体活动又包括运动、工作、学习和休闲，每一项都有可能会增加总能量消耗，这也给了我们一个全新的思路：想要消耗能量，不要总想着没时间运动，其实日常生活中有很多可以增加能量消耗的方法，千万不要忽略。

那么，我们该如何评估身体活动消耗的能量？考虑到不同类型身体活动的能量消耗不同，国际上选择代谢当量（MET）进行评估，也就是常说的"梅脱值"。我们把 1MET 作为参考标准，即成人在静态下每千克体重在每小时内所消耗的能量（约为 1.05 千卡），而其他的活动强度以相对静态作为参考，比如，静坐时为 1MET，而打牌时约为 1.5 ～ 2MET，拖地时则为 7.7MET。

根据 MET 值的不同，我们将常见的身体活动进行分级如下（见表 1-8）。

低强度活动	≤ 3MET	静坐、写作、弹钢琴、驾驶汽车
中等强度活动	3 ～ 6MET	园艺、淋浴、慢速骑车、扫地
高强度活动	≥ 6MET	中速骑车、拖地、跑步

吃饭的时候，我们会有越吃越热的感觉，这也代表着进餐过程中有能量消耗。在营养学中，食物热效应指人在进食过程中造成的能量额外损失。

食物热效应能额外消耗多少能量呢？大约是基础代谢的 10%（也有人认为是能量消耗的 10%）。举个例子，如果基础代谢为 1400 千卡，那么全天膳食的食物热效应所造成的能量损失约为 140 千卡。

食物热效应，与我们吃进去的食物营养组成有关。碳水化合物、蛋白质和脂肪三种营养素的食物热效应差别非常大，碳水化合物的食物热效应为 5% ~ 6%，脂肪的食物热效应为 4% ~ 5%，而蛋白质的食物热效应高达 20% ~ 30%！

换句话说，即使进食相同能量的食物，含蛋白质比例更高的食物能够额外消耗更多的能量，这也是科学减脂的一个重点。所以在日常膳食中要多吃高蛋白食物，或者适当增加全天膳食中蛋白质摄入的比例，从而达到"高蛋白膳食"，这样有利于增加能量消耗。

答案是否定的，但必须承认的是，饱腹感和能量之间存在一定的关系。

减肥过程中，饥饿往往是最大的"敌人"，吃什么不容易饿也是朋友们问的最多的问题。那么，到底什么是饱腹感？能量高的食物饱腹感是不是一定更强？或者说，哪些因素影响着饱腹感？

为什么饱腹感这么重要？

因为它可以帮助我们停止进食。人体好似一台精密的仪器，在进食方面有一整套调节系统，当我们距离上一次进食的时间比较长时，身体会通过饥饿感来提醒我们"该吃东西了"。当我们进食时，身体也不可能让我们一直吃，为了给出"禁止继续进食"的信号，人体会产生饱腹感。

饱腹感可以帮助我们更好地控制进食和能量摄入，如果没有"饱腹感"这个信号，我们可能会吃很多！

饱腹感主要来自以下几方面。

- 嘴巴不停地咀嚼，促使身体产生饱腹感。
- 当食物进入胃部，胃部膨胀后，会产生饱腹感。
- 营养物质进入小肠后，会通过激素传递给下丘脑摄食信息，告诉大脑"我们已经吃过了"。
- 血液中的营养物质会给大脑传递信息，产生饱腹感。进食后，血糖水平上升使得饱腹感持续。

知道以上这些原理后，大家最关注的就是"如何在控制能量的情况下，尽可能增加饱腹感"，在此，有四条原则分享给大家。

（1）不盲迷信"低能量＝高饱腹感"

饱腹感来自必要的营养素摄入，只有一定数量的营养素才可以给予人体饱腹感的信号传递！如果你还相信番茄、黄瓜、白菜既低能量又有很强的饱腹感，那就大错特错了。

这些低能量食物大多含水量很高，接近 90% 以上，虽然可以一定程度上使得胃部膨胀，但其中的营养物质，如蛋白质、碳水化合物等含量极低，无法完全欺骗大脑给出已经进食的信号。

这些水分含量高的食物，刚进食后有一定的饱腹感，但会在很短的时间内让你再次感到饥饿，这种很快满足又很快消失的感觉被大家称为"水饱"。

（2）细嚼慢咽，延长进食时间让自己感受到饱腹感

相对硬质且需要更多时间咀嚼和吞咽的食物，饱腹感更强，这就使得细嚼慢咽比狼吞虎咽更能延长相同一顿饭带来的饱腹感，放慢进食速度有利于传递信号，避免出现大脑已收到"吃饱了的信号"后仍额外进食的

情况。

（3）不同营养素在饱腹感上的表现

通常情况下，同等能量下的蛋白质，相比于其他营养素（如碳水化合物、脂肪）在饱腹感方面的表现更好，我们应该在每餐中都保证蛋白质的摄入。

复杂碳水化合物（源于全谷物、豆类、蔬菜、水果中的碳水化合物），由于其消化吸收速率相对较慢，相比于来自饮料、果汁、蜂蜜中的简单碳水化合物的饱腹感更强。

膳食纤维在提供饱腹感方面也十分出色。一方面，膳食纤维可以延缓胃排空的速率，延长食物在消化道存储的时间；另一方面，可以通过维持血糖平稳增加饱腹感。

说到脂肪，虽然其胃排空速率较慢（尤其是呈现固态的饱和脂肪），但在同等重量下，脂肪提供能量的效率比蛋白质高得多，只是高脂肪食物很容易导致暴饮暴食，所以并不提倡进食高脂肪食物以维持饱腹感。

（4）食物的性状、体积、重量影响饱腹感

1995 年 9 月，《欧洲临床营养杂志》刊登了悉尼大学研究人员的一篇文章。为了探寻食物和饱腹感的关系，研究人员为测试人员提供了 38 种不同种类但等能量的食物，然后记录他们进食这些食物后的饥饿感。结果发现，食物重量与饱腹感关系更密切，换句话说，等能量下最重的食物，有着更强的饱腹感。

此外，固体状食物比液体状食物的饱腹感更强，更黏稠的液体比普通液体有着更强的饱腹感；经过研磨、膨化、压片、切碎等各种物理加工的食物，在肠道中与各种消化酶的接触更直接，所以消化吸收速率更高，如米饭的饱腹感高于米粉。

虽然和大家分析了食物的营养价值，但我想和大家强调一点：单一食物几乎不影响体重，整体的饮食结构才影响。

　　换句话说，真正影响体型的，是在一个阶段内（比如，一天、三天、一个星期）摄入的所有食物和饮料的总和，我们称其为饮食结构，这才是影响体型的最终因素。

　　换句话说，如果你今天不小心吃了一个炸鸡腿，只需要在某个阶段控制其他食物和饮料的摄入，最终，只要总能量摄入不变，你就不会因此而多长1克肥肉。

　　人的能量来源并不只是一种食物，真正需要你关注的是饮食结构，也就是一日三餐和各种零食。

　　既然这样，为什么依然不推荐大家吃太多高能量、低营养的食物呢？这是因为，这些食物会大幅占据你的"能量空间"，使得原本留给其他食物的空间大大减少。所以多吃一口冰激凌或炸鸡确实没什么，但在总能量一定的情况下，多吃高能量、低营养的食物，会让你吃更少的营养素丰富的食物，让你"肚子吃不饱""营养吸收不够"。

人体通过食物获取能量，因此，了解食物的能量和营养属性，进而更明智地挑选食物十分重要。更为重要的是，利用平衡膳食的原则挑选和搭配食物，是沉浸式减肥法的核心。所以，了解食物，与健康的食物做"朋友"，是健康饮食方式中最重要的环节之一。

谷类是膳食的主要组成部分，常见的有大米、小麦（粉）、小米、玉米、燕麦、荞麦、藜麦等。

以稻米为例，我们常见的都是经过加工、抛光、打磨后的白米，口感好、色泽漂亮，但是在加工过程中流失了很多营养素。相反，那些没有经过加工，或者即使经过物理处理（碾磨、粉碎、压片）却依旧保持谷粒各部分完整的谷物更加健康，我们称其为"全谷物"。常见的全谷物包括加工得当的糙米、全麦（粉）、燕麦、黑麦、黑米、玉米、黄米、小米、荞麦、薏仁……

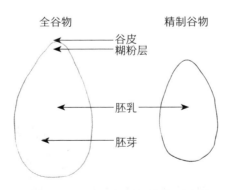

（资料来源：《中国居民膳食指南（2022）》。）

减肥到底应该多吃精制谷类还是全谷物呢？当然是多吃全谷物。相比于精制谷物，全谷物中的膳食纤维、B 族维生素和矿物质保留率更高，更适合需要控制能量并保证营养素摄入的超重 / 肥胖人群。

一项针对 13 岁以上青少年和成人的研究发现，如果不吃全谷物，只吃精制谷类，可能会导致皮下脂肪和内脏脂肪增多，而摄入全谷物却可以控制体重增长。

为了更健康地瘦下来，建议全谷物最好占到整个谷物类摄入分量的一半以上，全部食用全谷物也可以。

相比于一般米面，全谷物的口感更加粗糙、更难咀嚼，吃的时候甚至会有扎嗓子的感觉，所以刚开始添加时，一定要少量，慢慢加量。

如果以米饭为主食，不妨在其中加入黑米、燕麦或小米，做成杂粮饭，刚开始可以只加入一点点，之后慢慢增加到大米量的 1/4、1/2，如果最后能达到大米：全谷物 ≈ 1 : 1 的比例最为合适。

如果以面食为主，可以选择荞麦面或者燕麦面，挑选时应看配料表，优先挑选荞麦、燕麦在配料表中靠前的产品。喜爱吃馒头、面包的朋友可以优先选择杂粮馒头、玉米馒头、全麦面包。

薯类食物中通常含有大约 25% 的淀粉，另外还有钾、维生素 C 和膳食纤维。大部分薯类含有一定的抗性淀粉（Resistant Starch，RS）———一种在小肠内不能被酶解的淀粉，它可以帮助促进肠道蠕动，减少患便秘的风险。减肥时，薯类食物通常可作为主食的选择之一，用以替代部分谷类摄入。《中国居民膳食宝塔（2022）》（以下简称"膳食宝塔"）中推荐薯类食物每天摄入量为 50 ～ 100 克。

杂豆主要指淀粉类的豆类，常见的有红豆、绿豆、芸豆等。红豆和绿豆中含有较高的蛋白质以及膳食纤维、钾元素，有很强的饱腹感，特别适合减肥人群，不加糖的红豆汤和绿豆汤非常适合作为减肥时的饮品。

3. 减肥期间吃蔬菜、多多益善

新鲜蔬菜中含有大量水分，能量较低，相比于其他食物，同等能量的蔬菜往往拥有更大的体积和更大的重量，这也是我们推荐在减肥过程中多吃蔬菜的原因之一。一项在 2018 年进行的关于蔬菜摄入量和体重关系的研究显示，蔬菜摄入量增多可以使得体重下降，增加蔬菜摄入量还可以减少体重增加的风险。

蔬菜也是维生素 C、叶酸、钾、镁、膳食纤维的优质来源，深色蔬菜中含有丰富的植物天然色素，对健康特别有益。充足地摄入蔬菜可以降低部分患癌症和心血管疾病的风险。

减肥过程中，我们推荐大家摄入足量的蔬菜，每天最好能达到 500 克以上，尤其是深色（深绿色、红橙色、深紫色）蔬菜最好占到蔬菜总量的 1/2 以上。

保证蔬菜摄入量的同时，也要警惕淀粉类蔬菜，如土豆、芋头、莲藕、山药……这些蔬菜中大多含有 15% ～ 25% 的碳水化合物，能量比普通叶菜高很多。如果在减肥期，一定要警惕淀粉类蔬菜不能吃太多，否则会不知不觉额外摄入很多能量！

4. 谁说减肥不能吃水果

水果酸甜可口，富含有机酸、糖、维生素 C、钾等营养素。减肥人群更适合吃完整的水果而不是喝果汁，因为，水果榨汁后糖分不会减少，反而会浓缩，且膳食纤维损失严重，饱腹感降低，对能量控制不利。

在水果的若干大类中，非常推荐浆果类。什么是浆果？就是外侧有一层表皮，而内侧几乎都是多汁的浆质所填充的水果。浆果往往含有丰富的小籽，比如，草莓、蓝莓、葡萄、奇异果（猕猴桃）、桑葚、沙棘、石榴等。

浆果类水分含量很高，能量和血糖生成指数（Glycemic Index，GI）大多不算高，并且富含维生素 C、矿物质镁、钾和膳食纤维，还有天然植物色素（如花青素）。减肥过程中，根据每天能量摄入计划的不同，推荐大家每天摄入 100 ～ 200 克完整水果。

对于能量偏高的水果应尽量少吃或者不吃，如龙眼、荔枝、鲜枣、榴莲、牛油果（鳄梨）。

苹果	53	13.7	香蕉	86	20.8
梨	51	13.1	车厘子 *	63	16
桃	42	10.1	西瓜（代表值）	31	6.8
橙子	48	11.1	杧果	35	8.3
草莓	32	7.1	葡萄（代表值）	45	10.3
柚子	42	9.5	桑葚	57	13.8
猕猴桃	61	14.5	菠萝	44	10.8
蓝莓 *	57	14.5	柿子	74	18.5
鲜枣	125	30.5	鲜桂圆	71	16.6
榴莲	150	23.8	牛油果（鳄梨）	171	7.4

[资料来源：杨月欣.中国食物成分表：标准版.第一册（第 6 版）[M].北京：北京大学医学出版社，2018.]

（注：带 * 的食物数据来源于美国农业部食物数据库。）

减肥期间也能吃肉

减肥期间，不是完全不能吃肉。肉包含动物的肌肉和内脏，还可以细分为畜肉（猪肉、牛肉、羊肉）和禽肉（鸡肉、鸭肉、鹅肉）。畜肉中的能量和饱和脂肪水平都比较高，吃得太多不利于减肥。一些研究显示，过多摄入畜肉可能会增加肥胖的风险。禽类的摄入量增加也可能与体重增加有关。

《美国临床营养学杂志》（*The American Journal of Clinical Nutrition*）在2010年刊登的一篇8年间针对30万人的研究显示，肉类的摄入可能和体重上升存在关联，每天多吃半斤（约250克）肉类，会让人在5年内体重上升2千克！

根据最新版膳食指南推荐，成人每周摄入禽畜肉以300～500克为宜。除了控制肉的摄入量之外，挑选合适的肉对减肥也很重要，优先选择瘦肉（即脂肪含量≤10%的肉类）可以让能量大幅降低。

考虑到猪肉是中国消费量最多的动物性食物，如果一定要吃，一定优先选择脂肪含量低的里脊部位（也叫梅条肉），使猪肉所提供的脂肪量降到最低。另外，鸡肉、鸭肉这些白肉的脂肪大多存在于皮下，所以最好去皮后再食用。

猪肋条肉	568	9.3	59.0
后臀尖	336	14.6	30.8
肥猪肉	807	2.4	88.6
猪腿肉	190	17.9	12.8
猪奶脯（五花）	349	7.7	35.3
猪里脊	150	19.6	7.9
猪蹄	260	22.6	18.8

[资料来源：杨月欣.中国食物成分表：标准版.第一册（第6版）[M].北京：北京大学医学出版社，2018.]

大多数鱼、虾、贝类都属于高蛋白、低脂肪的食物，非常适合减脂期间食用。尤其是海鱼，其中含有丰富的长链不饱和脂肪酸，对健康十分有益。膳食宝塔中推荐水产类每周摄入 280 ～ 525 克，每天大约是成人手掌大小（因人而异）的量。虽然海鲜类食物本身脂肪含量较低，但需要警惕烹饪过程（如煎、炸、烤）中额外增加的脂肪，以及高温下可能产生的有害物质。

大豆类及豆制品是非常适合减肥人群的食物，不仅含有优质的植物蛋白，多种不饱和脂肪酸、钙、B 族维生素等营养素，而且其中的一些植物化学成分对减肥也有潜在益处。研究证明，大豆中的膳食纤维和大豆异黄酮能够改善超重和肥胖人群的体重。

奶制品中含有丰富的钙、优质蛋白、维生素 B_2，是每日膳食营养的重要来源。《中国居民膳食指南（2022）》（以下简称"膳食指南"）推荐每人每天应摄入奶制品 300 ～ 500 克，喝牛奶会腹泻、胀气的人可能是乳糖不耐导致的，这种情况可以优先选择酸奶和（或）舒化奶，可以得到很好的改善。

由于需要控制能量摄入，更推荐低糖或者无糖酸奶。很多朋友非常关心，减肥时应该喝全脂奶还是脱脂奶呢？从能量控制的角度看，脱脂奶脂肪含量（≤ 0.5 克 /100 克）更低，能量大约只有全脂奶的一半，并且完整保留了牛奶中的钙和蛋白质，理所应当更被推荐。

但实际上，研究证明，喝全脂奶相比于喝低脂奶，不一定更易发胖。2016 年，《美国临床营养学杂志》发表了针对 18438 名正常体型中老年女性（≥45 岁）进行的研究，结果发现高脂肪乳制品（如全脂牛奶）的摄入并不会增加超重肥胖的风险，相反，高脂肪乳制品摄入量更高的人群体重增加反而更少。

毕竟，脱脂奶相比于全脂奶的能量减少有限，一瓶全脂奶（250 克）相比于一瓶脱脂奶（250 克），多出的能量还抵不上一块红烧肉的能量，所以，我个人认为减肥时没必要特意喝低脂或者脱脂奶。相比之下，保证每天都有奶制品的摄入更重要，不过要警惕摄入各种由乳酸菌饮料和含乳饮料冒充的乳制品，免得增加不必要的能量。

有研究显示，摄入酸奶对控制体重有益。一项长达 20 年时间，对三个大队列（包括 120877 名男性和女性）进行的研究发现，酸奶似乎可以防止体重增加。这可能是酸奶对于结肠细菌群的影响所致（作者个人观点）。

9. 控制好食用油，减肥成功一半

植物油可以为人体提供部分必需脂肪酸，也可以提高菜肴的"颜值"，增加食欲。但目前大众食用油摄入量过多，导致或者诱发了肥胖，所以，控制烹调用油是每个减肥人士都必须做到的。最简单的方法：一是使用"限油壶"，二是熟练掌握每瓷勺植物油的分量（每瓷勺植物油大约为8 ～ 9 克）。

提醒一点，控制用油 ≠ 不用油，更不是只吃水煮菜，过于单调的烹调方式容易导致减肥之路无法持续走下去。丰富烹调方式，甚至在减肥过程中尝试做一些平常不怎么吃的菜肴，能保持更多的新鲜感。

至于其他调味品，除了白糖尽可能少放之外，其他的大多数能量可以忽略不计，不过含钠的调味品吃得太多，可能会增加细胞外液的水分潴留，让身体进入所谓的"水肿"状态。所以一定要少吃盐和各种含盐调味品（如鸡精、味精、酱油、蚝油等），每天用盐尽量不超过 5 克。

"零食"并没有一个固定的概念，正餐之外摄入的各种食物都可以被称为零食，包括加餐的水果、牛奶、坚果等都属于零食的范畴。

　　零食大多具备便携性和易存储性，往往滋味浓郁，不需要烹调和添加佐料就可以直接吃，所以，零食成为很多朋友发胖的"重灾区"。身边很多发胖的朋友都喜爱吃零食，尤其是很多上班族，他（她）们会告诉我平常几乎没有时间吃正餐，只有工作之余随手抓一把零食来填肚子。

　　考虑到大众对于零食味觉属性的需求，大部分零食往往都是"高油脂、高糖分"的结合体，像很多朋友喜欢吃的薯片、巧克力、糖果、糕点基本代表着高糖、高脂肪及双组合。

　　这些零食看起来体积小，却往往蕴含着极高的能量，称其为"能量炸弹"也不为过。比如，一块巧克力，看起来只有两个手指宽，能量却高达150千卡，一小块芝士蛋糕的能量甚至可以媲美一块炸鸡，需要跑步30分钟才能消耗掉。虽然如此，但减肥，真的可以吃零食。

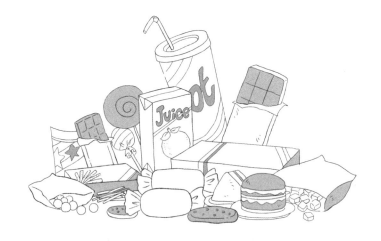

虽然很多零食的能量极高，但并不意味着我们要完全禁止，更没必要将其"妖魔化"。如果把人体比喻成一栋房子，一日三餐就是身体这间房屋里的"砖瓦"，零食则代表身体的"颜料"。好好吃正餐，是均衡饮食的基础，而零食选得对，可以让饮食更加丰富多彩，让身体更有活力。

减肥过程中，三餐或多餐的能量水平都需要减少，使得两餐间的饥饿感更直接，适当吃零食有利于维持血糖平稳，帮助控制食欲。所以零食一定要吃，但一定要科学挑选。

二、零食挑选有学问

配料表是零食中所添加的所有配料的综合信息，看懂配料表，能让我们更好地掌握食品原料的信息。

首先，要看配料表中有哪些成分。

当我们阅读配料表时，一旦出现植脂末、起酥油、氢化植物油、人造奶油、人造黄油、代可可脂这些成分，基本都意味着其中含有饱和脂肪酸，一部分可能含有反式脂肪酸，不仅能量高，不利于控制体重，而且可能对心血管产生危害。

如果果葡糖浆、蔗糖、麦芽糊精这些成分在配料表中顺序靠前，就需要警惕，它们对于减肥几乎有害无益，很容易导致肥胖、龋齿等诸多健康问题。

此外，还需要关注配料表中各种配料的顺序。配料表中原料的排列并不是随机的，而是按照所加入的重量以递减的顺序排列的。换句话说，某种原料添加得越多，它在配料表中的顺序就越靠前。掌握了这个知识点，就能够帮我们快速认清某些披着健康食品外衣的不健康食物。

提醒一点，对于全麦面包的挑选，也是犯错的重灾区，某些号称"好吃不胖"的全麦面包，其主要成分是小麦粉，只添加了少量全麦粉或者全麦麦麸做点缀，这样的"全麦面包"不仅不能帮助我们控制能量以保持身材，还会让人胖得更厉害。

如果你希望挑选真正的全麦面包，最好挑选配料相对单一，即配料表里只有全麦粉的全麦面包。

每种预包装食品上都有营养成分表，它可以帮助消费者更清楚地了解食物的营养组成。对于需要减肥的人来说，这张食品营养"身份证"是购买之前必须仔细阅读的内容。

阅读营养成分表的小技巧如下。

能量	365 千焦	4%
蛋白质	2.8 克	5%
脂肪	2.8 克	5%
碳水化合物	12.5 克	4%
钠	60 毫克	3%

营养成分表通常是由三列内容构成的规范性表格。

第一列是项目，指营养成分表中标识的若干营养素名称，根据国标要求，能量、蛋白质、脂肪、碳水化合物和钠是必须标识的 5 种核心营养素。
而钙、维生素 A、膳食纤维等则属于可标识营养素，通常由企业自由选择是否标识。

第二列是分量，通常指每 100 克或 100 毫升或者每份中各种营养成分的含量。
此列中列出了零食中的各种营养成分的含量，方便我们详细了解该零食各种营养素的含量，也便于进一步计算。
比如，计算这一包零食的能量时，可以用每 100 克 /100 毫升食物的能量除以 100，再乘该零食的净含量即可。

第三列是营养素参考百分比，通常用来反映该零食中含有的某种营养素满足成年个体每日需要的百分比。
NRV% 反映了该零食中某种营养素满足全天需求的比例，数值越大意味着满足率越高。比如，每 100 克该零食的蛋白质 NRV% 为 5%，表示吃 100 克这种零食，可以满足全天 5% 的蛋白质需求。

（图片来源：作者自制。）

（1）控制能量。每日摄入零食能量大约为总能量的 10%，不建议超过 15%。以减肥期间摄入 1200 ～ 1800 千卡的能量来计算，每天零食的能量最好控制在 150 ～ 200 千卡。

（2）进食时间尽量选择在两餐之间，通常是早 10 点左右或下午 4 点左右。如果睡前特别饥饿，入睡前 2 小时也可以适当吃一些零食。

（3）如果某类零食标示出饱和脂肪、糖的含量，且两者的 NRV% 比较高（≥ 20%），则不建议在减肥期间选择。

（4）相比于其他成分，蛋白质往往有更强的饱腹感，所以应优先挑选蛋白质 NRV% ≥ 20% 的零食。

（5）口味偏咸、偏甜的零食中添加的糖和盐往往较多，口感酥脆的零食一般都是隐藏的"能量炸弹"，不推荐减肥时食用。

（6）蛋白质、脂肪、碳水化合物三种营养素 NRV% 接近的零食（如纯牛奶、即食燕麦片等），往往代表着其满足人体三种营养成分需求的能力更加均衡，更符合人体平衡膳食的需要。

表 1-1-1 膳食小调查问卷（下）

面包	全麦面包	1.富含膳食纤维、B 族维生素，适合减肥人群。2.口感粗糙，饱腹感较强。	1.挑选配料表中"全麦粉≥50%"的产品。2.优先选择零蔗糖、零添加油脂的。	1 ～ 2 片
	其他面包	口感好，但膳食纤维低，饱腹感低。	不建议挑选。	—
膨化食品	爆米花	加工精度高，且加入糖和油。	不建议挑选。	—
	薯片	滋味丰富，钠含量极高，能量和脂肪含量很高。	不建议挑选。	—

饼干类	夹心饼干	1. 每100克含能量约为450千卡。 2. 夹心中以人造奶油和代可可脂为主，几乎都是饱和脂肪，有些还含有少量反式脂肪。	不建议挑选。	—
	全麦饼干	1. 每100克含能量约为500千卡。 2. 含有膳食纤维，但一些全麦饼干为保证口感，会额外添加糖和油。	不建议挑选，或选择全麦粉含量≥50%，零糖、零油脂的全麦饼干。	每天不超过30克。
麦片类	即食纯燕麦片	每100克含能量约为400千卡。	富含蛋白质、钙、可溶性膳食纤维，对减肥来说是不错的零食。	每天30～40克，可作为主食的选择。
	混合麦片	每100克含能量约为450千卡。	1. 选零白砂糖（蔗糖）、零植脂末的品类。 2. 以燕麦片为主。 3. 加有果干和坚果的品类。	1. 作为零食，每天30～50克。 2. 作为主食来源可以适当加量。
鸡肉类制品	鸡胸肉/鸡肉丝/鸡肉丸	能量适中，高蛋白、低脂肪，是减肥过程中的优质零食选择。	1. 选配料中不额外添加油的品类。 2. 尽量挑选低盐（即钠的NRV%越低越好）的鸡肉类产品。	—
肉干类	牛肉干/鱼干/鱿鱼丝	蛋白质含量普遍≥30%，属于高蛋白零食，饱腹感很强，但钠含量偏高。	尽量选择低钠含量的牛肉干/鱼干/鱿鱼丝（钠NRV%≤6%）。	不超过30克。
豆制品	豆腐干	每100克含能量约为200千卡，虽然不高，但蛋白质和脂肪含量通常高于10%。	钠含量略高，可以优先考虑挑选低钠（钠NRV%≤6%）的品类。	—
	巧克力	1. 每100克含能量近600千卡。 2. 能量高，饱和脂肪比例高，为中和甜味往往加入很多糖调味。	1. 添加糖含量≤15%可选。 2. 不选代可可脂巧克力。	—

奶制品	纯牛奶	优质蛋白、钙和维生素 B₂ 的良好来源，能满足减肥人群对钙的需求。	1. 挑配料中仅有生牛乳的纯牛奶。 2. 巴氏奶和常温奶均可。	根据总能量摄入水平不同，每天 200～500 克。
	酸奶	优质蛋白、钙和维生素 B₂ 的来源，富含益生菌，但需警惕酸奶中额外添加的糖。	1. 更推荐零蔗糖的品类。 2. 添加蜂蜜或果糖的并不比蔗糖更健康。	根据总能量摄入水平不同，每天 200～500 克。
	其他乳制品（如早餐奶，各类含乳饮料等）	蛋白质含量不到纯牛奶的 50%，为了调和口感，同时添加大量糖。	不推荐。	—
坚果	种子和树坚果	高能量、高营养素密度。	富含蛋白质，优质脂肪、钙、钾、B 族维生素等，但能量太高，不宜吃太多。	10 克左右（一小捧）。
零卡食物	零卡果冻	以水、赤藓糖醇、魔芋粉等为原料。	1. 不提供能量，还可以满足对甜食的部分欲望。 2. 需要警惕甜味剂可能会潜在增加食欲，从而摄入过多能量。	适量。
	零卡无糖饮料	不添加糖，大多选择甜味剂，如阿斯巴甜、赤藓糖醇、三氯蔗糖等。	虽然不提供能量，但甜味剂有可能增加对甜味的欲望，进而造成摄入过量。	尽量少喝。

[1] 陈春明，孔灵芝. 中国成人超重和肥胖症预防控制指南 [M]. 北京：人民卫生出版社，2006.

[2] 世界卫生组织. 肥胖与超重 [EB/OL].https://www.who.int/news-room/fact-sheets/detail/obesity-and-overweight.

[3] 睡眠基金会. 体重如何影响睡眠呼吸暂停 [EB/OL].https://www.sleepfoundation.org/sleep-apnea/weight-loss-and-sleep-apnea.

[4] 肥胖医学协会. 肥胖和阻塞性睡眠呼吸暂停 [EB/OL].https://obesitymedicine.org/obesity-and-sleep-apnea/.

[5] 邹小兵. 小儿肥胖与心理行为的关系 [J]. 中国实用儿科杂志, 2004, 19(3): 143-144.

[6] 美国疾病控制与预防中心. 肥胖基础知识, 肥胖的原因 [EB/OL].https://www.cdc.gov/obesity/adult/causes.html .

[7] 中国营养学会糖尿病营养工作组.《中国 2 型糖尿病膳食指南》及解读 [J]. 营养学报, 2017, 39(6):521-529.

[8] WS/T 428-2013, 成人体重判定 [S].

[9] 美国疾病控制与预防中心. 健康的体重、营养和体育活动, 关于成人 BMI[EB/OL] https://www.cdc.gov/healthyweight/assessing/bmi/adult_bmi/index.html.

[10] 王友发, 孙明晓, 杨月欣. 中国肥胖预防和控制蓝皮书 [M]. 北京：北京大学医学出版社, 2019.

[11] 饮食扫描：饱腹指数 | 成功饮食的秘密 [EB/OL].https://dietscan.net/satiety-index/.

[12] 中国营养学会. 食物与健康——科学证据共识 [M]. 北京：人民卫生出版社，2016.

[13] Paddon-Jones D, Westman E, et al.Protein, weight management, and satiety[J].The American Journal of Clinical Nutrition,2008,87(5):1558S-1561S.

[14] Holt, S H,Brand Miller J C,Petocz P, et al. A satiety index of common foods[J].European Journal of Clinical Nutrition, 1995, 49(9): 675-690.

[15] Goetzel, Ron Z,Gibson,etc.A Multi-Worksite Analysis of the Relationships Among Body Mass Index, Medical Utilization, and Worker Productivity[J].Journal of Occupational and Environmental Medicine,2010,52(1S):S52-S58.

[16] Whitlock G, Lewington S, Sherliker P, et al. Body-mass index and cause-specific mortality in 900 000 adults: collaborative analyses of 57 prospective studies.[J]. Lancet (London, England), 2009, 373(9669):1083-96.

[17] Yun-Mi Song, Joohon Sung, George Davey Smith,etc.Body mass index and ischemic and hemorrhagic stroke: a prospective study in Korean men[J].Stroke,2004,35(4):831-836.

[18] Inmaculada,Bautista-Castaño, Lluis Serra-Majem.Relationship between bread consumption, body weight, and abdominal fat distribution: evidence from epidemiological studies[J].Nutrition Reviews,2012,70(4):218-233.

[19] Nour M, Lutze S A, et al.The Relationship between Vegetable Intake and Weight Outcomes: A Systematic Review of Cohort Studies[J].Nutrients,2018,10(11):1626.

[20] Anne-Claire Vergnaud, Teresa Norat, Dora Romaguera,etc.Meat consumption and prospective weight change in participants of the EPIC-PANACEA study[J].The American Journal of Clinical Nutrition,2010,92(2):398-407.

[21] Rautiainen S, Wang L, lee L M, et al. Dairy Comsumption in association with weight change and risk of becoming overweight or obese in middleaged and older women: a prospective cohort study [J] .The American Journal of Clinical nutrition, 2016,103(4):979-988.

[22] Mozaffarian D, Hao T, Rimm E B, et al. Changes in diet and lifestyle and long-term weight gain in women and men[J]. The New England Journal of Medicine, 2011, 364(25): 2392-2404.

市面上五花八门的减肥方案，如果深入探究，并没有神奇之处，几乎都是依赖"能量负平衡"的原理。这些减肥方法，如果能量控制得适宜还好，偏偏有一些走极端路线。

当被各种宣称"××天快速瘦到××斤"的商业广告所吸引时，我们已经陷入过度追求减重效果的怪圈中。

"天下武功，唯快不破。"试问谁能躲得过快速减肥的诱惑？尤其是看着体重秤上嗖嗖掉的数值，是不是大呼过瘾？

但其实，体重数值只是衡量身材和体型的标准之一，相比之下，肌肉和脂肪分布匀称，挺拔而健康的身体才是我们更应该追求的。所以说，体重下降并不是评价减肥成功与否的唯一标准。我们必须想明白一件事，减肥根本不是单纯的体重变化的数字游戏。如果让你选择，你更愿意成为一个 80 千克的"胖子"，还是 82 千克的型男呢？

必须澄清的是，几乎所有有效的减肥方法都涉及"能量限制"这一核心，既然要限制能量摄入，必然要控制能量和食物吸收。也就是说，所有减肥方法都需要"控制"饮食，无论是从食物分量还是食物种类上来说都是如此。我们不提倡的，只是"过度"两个字。

"过度"体现在两方面。

第一是"太快"。一般人在做选择的时候，肯定会选择最简单有效的方式，同样是瘦 20 斤，一个要用 3 个月时间，另一个只要半个月时间，多数人都会选时间短的，说不定剩下的两个半月还能再瘦 20 斤……

但实际上，科学减重的速率远没有那么高。从数字上看，权威机构建议体重每周减少 0.5 ~ 1 千克比较合适，也就是每个月 2 ~ 4 千克。

这个数值因人而异，对于体重基数比较大，比如，BMI 在 28 以上的人，一个月内科学减肥也能瘦 15 斤左右，但如果是一些商业机构见人就吹嘘的"10 天瘦 10 斤""2 个月瘦 50 斤"，这种基本上都是采取过度节食的方法。如果在减肥过程中出现脱发、月经紊乱、虚弱、情绪低落、免疫力下降等问题，多半和减得太快有关。

第二是"能量太低"。当你一估算，发现每天的能量摄入总和低于 800 千卡时，就属于极低能量饮食的范畴。这么低的能量摄入一定要在专业人士指导下采用。

市面上的很多商业机构，依然配合着"代餐食品"大肆推广极低能量饮食的减肥方案。曾经有一位朋友给我提供了当地减肥机构建议的食谱，如下表所示。

早餐	一根能量棒 一杯温水／淡盐水 一颗鸡蛋 100 克蔬菜	7:00～ 9:00	1. 不饿的时候蛋白质是可以不吃的。如果吃了还饿可以吃黄瓜、生菜、芹菜、冬瓜，不用油。 2. 淡盐水配比：250 毫升温水 +1.5 克盐（晨起一杯淡盐水，有利于消炎杀菌、清肠通便，如果不想喝也可不喝）。 3. 鸡蛋可做成鸡蛋汤或者蔬菜汤（如西红柿鸡蛋汤），或者凉拌海带／木耳之类（有助于排便），蔬菜来不及可不吃。 4. 用餐时间不超过 10 点。
午餐	一根能量棒 150 克肉 200～300 克蔬菜 或者瓜类 400 克 （特指冬瓜、苦瓜、丝瓜）	12:00～ 14:00	1. 所有重量为生重，若排便不好尽量选择绿叶菜，可选择海带、木耳、金针菇、韭菜、芹菜等膳食纤维含量高的蔬菜，100 克豆腐 =50 克肉，1 个鸡蛋 =50 克肉。 2. 放 4 个矿泉水瓶盖容量的油脂（茶籽油、橄榄油或者菜籽油）。 3. 下午容易饿，可以准备一些黄瓜、生菜、芹菜、冬瓜，饿了时可以吃。
晚餐	一根能量棒 50 克蛋白质类的食物（精瘦肉／嫩豆腐／蛋类） 200 克蔬菜	18:00～ 19:00	1. 建议 7～8 分饱，太饱了更容易饿。 2. 用餐时间不超过 20:00，晚餐少油，尽量不用油。 3. 不饿时晚餐可以只吃能量棒，喝水。

乍一看挺丰富，但这家机构提供的"能量棒"每根只有 83 千卡热量，加上一天内其他所有的食物，全天能量摄入只有 700 千卡，这不就是彻头彻尾的极低能量饮食吗？

有人说，"能量低一些怎么了，能瘦下来不就行了"。事实上，这就像给一个 120 斤的成年人推荐一个相当于 5 岁孩子所需能量水平的进食方案，合理吗? 相比于单纯地瘦下来, 健康地瘦难道不是更重要吗?

极低能量饮食的危害远高于它所带来的价值。由于能量摄入控制得非常低, 会导致体内的瘦体重 (肌肉和水分) 大量流失。一些研究发现, 节食所导致的肌肉和水分流失可以达到总体重下降的 2/3 以上, 其结果是看起来体重下降很快, 但最想要减的脂肪却几乎没减掉。

这还不是最糟的, 一段时间后, 身体会自主适应这种低能量水平, 身体会自动调控并减少能量消耗, 到那时, 减肥速度会肉眼可见地下降。

而且, 由于吃得实在太少, 很难不觉得饿, 这会让人天天徘徊在"放弃"和"不放弃"的边缘, 活动量也会不由自主地降低。而一旦坚持下去的信念崩塌, 恢复原来的饮食, 体重马上噌噌反弹。

最恼人的是, 减掉的体重主要是肌肉, 长回来的几乎都是脂肪, 后面会更难瘦下来。同时, 前期肌肉和身体组织大量被分解, 内源性尿酸大幅上升, 导致减肥减出痛风, 真是令人惋惜。

退一万步说, 就算快速减肥成功了, 得到了想要的身材, 但长时间的能量不足和营养不良, 会导致你皮肤粗糙、脸色暗淡、无精打采……这些快速减肥的代价, 你真的能接受吗?

过度节食	1. 能量摄入极低, 通常每日能量不足 800 千卡。	1. 瘦体重大量流失, 进而基础代谢下降。由于能量摄入不足, 可能导致身体活动减少。	不推荐
	2. 前期体重下降明显, 但以水分和肌肉流失为主。	2. 食物和能量限制严格, 很容易导致营养不良, 甚至出现脱发、月经紊乱、痛风等问题。	
	3. 由于能量摄入极低, 人体会调整自身静息代谢值下降, 进而使得体重下降更为困难。	3. 由于能量摄入极低, 几乎没有持续性。	

(资料来源: 作者自制。)

明星一直活跃在大众视野中，有关明星瘦身的热门话题一直不断，似乎每个人都希望能和明星一样保持苗条。

不少朋友会疑惑，明星为什么能瘦得那么快，自己就做不到呢？当你羡慕明星光鲜亮丽的体型时，是因为对明星的减肥方法还不了解，大部分明星的减肥方法根本没有科学性可言，多数显得很"极端"，不值得尝试。下面举几个例子，看完大家就明白了。

1. 2013 年，某地产大亨和夫人尝试当时最流行的"果蔬汁排毒减肥法"，每天只喝 2 杯果汁、4 杯蔬菜汁，不吃饭，一周瘦了 3 千克，最后却感觉有些"头晕眼花"。

一个成年人每天的能量输入就依靠 2 杯果汁、4

杯蔬菜汁，估计每天能量摄入只有 500 千卡，与刚出生的宝宝差不多，不饿得头晕眼花就奇怪了。

果蔬汁中虽有一些糖分、维生素 C、钾和膳食纤维，但优质蛋白、脂肪及其他微量营养素严重缺乏。长期这样吃对身体的危害很大，不建议大家尝试。

2. 为了减肥，大 S 的营养师曾给她如下建议。

早晨一杯无糖酸奶 + 半个火龙果；午餐是烫青菜 + 五六片肉；晚餐禁食，结果她自己又把量减了半。

营养师沈夏冰点评：大 S 的营养师给出的食谱已经够极端了，估算后发现能量摄入不足 800 千卡，蛋白质不超过 30 克，她本人竟还在这个基础上减半……长期下来很容易导致营养不良，极低能量摄入也会影响免疫功能、工作状态，甚至导致经期紊乱，影响生育能力……

3. 2014 年，大表姐刘 W 也在网上晒出了她的一日三餐，早晨是杂粮粥加桃子、香蕉、蓝莓，中午是番茄鸡蛋意面 + 凉拌秋葵，晚餐是彩椒凉拌西蓝花 + 番茄和果汁。

营养师沈夏冰点评：无论是食物种类还是分量，大表姐的三餐都比前面两位好一些，烹调方法也以生食和凉拌为主，减少了油的摄入。但仔细分析会发现能量偏低（全天 1000 千卡）+ 低蛋白质摄入（只来源于鸡蛋），总之，依然有提升的空间。

4. 2021 年，模特周韦 X 在微博宣称自己 36 天瘦了 25 斤，共分为四个阶段，其中有两个阶段一天只喝水。

营养师沈夏冰点评：这样的进食方法能在短时间内体重大幅度下降，但是会有明显的能量缺失。尤其是在断食期，每天只喝水，完全就靠饿来减肥，不建议一般人去效仿，毕竟明星有专门的医疗团队"护航"，普通人若饿出健康问题可没人兜底。

总之，大多数明星尝试的减肥方法，大部分属于极低能量饮食的范畴，蛋白质的摄入并不充足，所以并不推荐。

在以瘦为美的时代，每个明星都要在镜头前展现出苗条、曼妙的身材，以迎合大众的审美需求。职业素养会让他（她）们为了达到目标，不顾一切保持体型，哪怕是带着厨房秤吃饭，哪怕一口食物要咀嚼 68 次……只要能瘦，所有的一切他们都会去做。

同样，明星光鲜亮丽的背后往往有着不为人知的辛酸，大多数女明星由于能量摄入极低，处于长期的营养不良状态，BMI 往往在 18.5 以下，极为消瘦，脸色苍白，皮肤也略显粗糙，很容易手脚冰凉、四肢无力，之前报道过在片场晕厥的也不在少数。这些对于女明星来说可能习以为常，但对于普通人来说恐怕没法接受。

一些演员为了角色的需要，需要在短期内把体重减少到某个较低的数值，一般的科学减肥法根本达不到要求的速率，只能选择"能量很低"的极端方法……有一位男演员在前几年饰演某电影角色时，为了展现原角色瘦弱、无力的状态，严格按照所谓"营养师"的方案，连续 15 天，每天只有 800 千卡的能量摄入，还拼了命地运动，两个月内瘦了 40 斤，达到了体重目标，却在片场晕倒了好多次……

这些事情放在普通人身上，会 100% 直接放弃，但明星为了角色需要硬是扛了过去，还承担了快速减肥所带来的类似肌肉流失、骨密度下降等潜在的风险。所以，大多数明星的减肥方法并不神奇，本质就是摄入极低能量造成极大的能量差而已。我们只看到明星的光鲜，并没有看到背后的辛酸和代价。最重要的是，明星的健康状况有专业团队把控，减肥中出现的风险可以规避，普通人一般没有那样的条件，轻易效仿，一旦出了问题，谁来承担后果？所以，"明星瘦身法"其实并不值得每个人羡慕和效仿。

明星减肥法	非特指某一种方法，而是明星在控制体重过程中使用的方法的总称。	能量摄入通常偏低（＜800千卡），一般人很难在这个能量水平下维持日常精力。	1.建议理性对待。 2.其大多数减肥方法不推荐模仿。	警惕有的商业机构夹带"私货"，利用对明星的非理性崇拜收割粉丝流量。
	其原理并不神奇，主要是基于极高的能量差带来的体重下降。	为了角色需要，让自己的体重反复剧变，很容易增加肌肉流失、骨质疏松的风险。		
	为了追求银幕效果，追求"更瘦"一点。	目标往往极端（工作需要导向），从而忽略减肥过程中的科学性。		
	大多数明星会聘请专业团队，把控减肥过程中可能出现的健康风险。			

（资源来源：作者自制。）

这几年，大众对于碳水化合物的认知越来越充分，尤其是果汁、甜点、饮料和一些菜肴中额外加入的"糖"，这对健康的危害很大。了解到其危害之后，提倡低碳水饮食的人越来越多，当低碳风潮延续并逐步升级成"极低碳水"甚至是"断碳水""戒碳水"之后，普通的平衡饮食就变成了生酮饮食。生酮饮食因方便易行、相对轻松而成为明星和演艺圈的"新宠"。

所谓生酮饮食，简单来说就是一种会产生大量酮体的饮食方式。什么是酮体？当我们主观上不吃含碳水化合物的食物之后，身体主要的能量来源就会从碳水化合物转变为脂肪，而身体内的脂肪在分解过程中，又由于碳水化合物的不足而无法彻底分解，进而产生很多"中间代谢产物"——如丙酮酸、β-羟丁酸、乙酰乙酸，这三种物质被统称为"酮体"。

当我们执行生酮减肥法时，身体的主要能量来源从碳水化合物变为脂肪，这等同于促进体内的脂肪分解，起到减轻体重和帮助控制体重的作用。还有一种关于生酮饮食会减少体重的解释：生酮饮食能让体重降低的重要原因在于，生酮饮食增加了饱腹感，降低了食物摄入量，进而减轻了体重。

简单来说，生酮饮食就是保证充足蛋白质，尽量不摄入碳水化合物，用脂肪弥补碳水化合物所留下的空缺。

按照中国居民膳食营养素参考摄入量（DRIs）2013 版的数据推荐，日常膳食中碳水化合物所提供的能量大约占人们总能量的 50% ~ 65% 为宜。而在生酮饮食方案中，碳水化合物提供的能量一般小于总能量的 20%。在比较极端的生酮饮食方案中，碳水化合物的供能比在 4% 以下，即每天摄入的碳水化合物可能在 20 克以下。

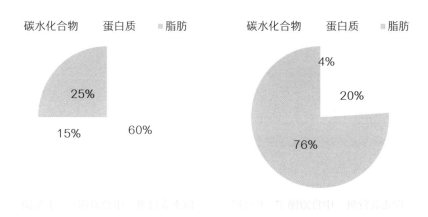

碳水化合物　蛋白质　■脂肪　　　　　碳水化合物　蛋白质　■脂肪

（数据来源：《中国居民膳食营养素参考摄入量（2013）》。）　（数据来源：《中国肥胖预防与控制蓝皮书》。）

（图片来源：作者自制。）

饮食方面，生酮饮食要拒绝各种含高碳水化合物的食物，如米饭、面条、玉米、甜点、蛋糕、高糖分水果，甚至含有部分碳水化合物的豆类（如蚕豆、豌豆）和奶类（牛奶、酸奶）。而这些食物的空缺，则被各种肉类、海鲜、蛋类、种子、坚果和一些绿色蔬菜填满，尤其是每日膳食，主要以肉类、蛋类和奶制品（非牛奶）为主，其余的可以吃一些蔬菜，而水果作为生酮饮食金字塔的顶端，每次只能吃一点点。

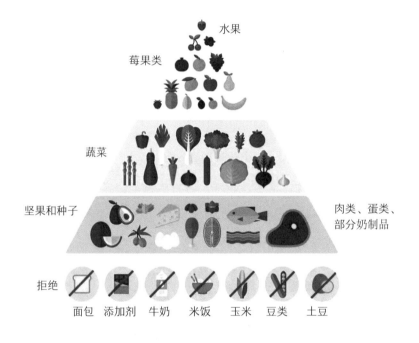

（图片来源：https://citizenjournal.net/thinking-twice-keto-diet-fad/.）

生酮饮食之所以被热捧，优势在于快速高效并易于操作。大多数人采取生酮饮食法后，确实能瘦下来，使得这种减肥方法更加有说服力和话题性。

有一项针对 83 位肥胖人士（伴随高胆固醇和高血糖）的研究，共对这些人进行了 6 个月的生酮饮食观察。具体方案如下：每天仅有 30 克碳水化合物来源，以及供给每千克体重 1 克蛋白质，其余的都以脂肪填补。结果发现，6 个月之后，这些患者取得了不错的减肥效果，不仅 BMI 均有下降，且总胆固醇、低密度脂蛋白、血糖水平明显下降，各项代谢问题均得到了改善。类似的研究还有很多。

结论是，遵循生酮饮食法的人在前 3 ~ 6 个月减掉的体重基本上会多于那些遵循均衡膳食法减肥的人。

生酮饮食法的执行也十分简单，其他大部分减肥方法需要估算每天吃的食物分量和能量，吃的每一口食物都要记录下来，否则很可能导致漏记或少记能量摄入。但生酮饮食的原则很简单，只要求你简单地摒弃主食、甜食、含糖饮料、水果，只吃肉类、鱼虾、鸡蛋、坚果就好，执行起来非常简单。

生酮饮食的风险极大

生酮饮食一直被认为有潜在的副作用，包括由于高脂肪摄入而导致的嗜睡、恶心和呕吐，以及胃肠道问题。另外，采取生酮饮食法后，会限制很多种食物的摄入，出现营养不良的风险会增高。一些研究也报道了在生酮饮食患者血清中硒、铜、锌等微量矿物质的缺乏。另外，由于生酮饮食者会吃更多的奶制品、蛋类和肉类，而这些食物被认为会增加结直肠癌风险。

短期内低碳水化合物饮食对于控制体重也许有帮助，但长期来看，不推荐遵循低碳水化合物比例的生酮饮食模式。

2018 年，哈佛大学所做的一项关于饮食中碳水化合物摄入比例和死亡率的 Meta 分析显示：碳水化合物摄入比例与死亡率的关系呈现如下图所示的 U 型。

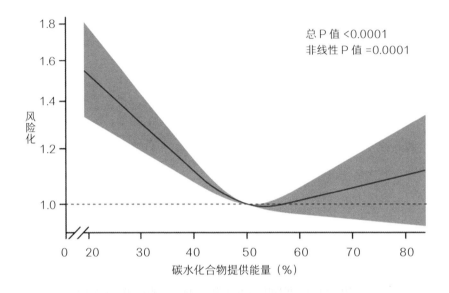

（注：图表以 50% 的碳水化合物供能比作为参考，结论根据性别、年龄、种族、吸烟、身体活动、受教育程度等因素进行了调整。ARIC 为 The Atherosclerosis Risk in Communities 的缩写，是一项由美国国立卫生研究院国家心肺血液研究所资助的多地点、前瞻性的队列研究。）

简单来说，碳水吃得太多或者太少，都会增加死亡风险且影响预期寿命，当碳水化合物提供的能量占总能量的 50% ～ 55% 时，人的死亡率最低。试验显示，尤其是在采取生酮饮食（即碳水化合物提供能量 ≤ 30%）的情况下，受试者的平均剩余寿命会减少四年之多！

在学术界，生酮饮食更多地被认为是一种治疗性饮食模式，比如，针对儿童癫痫的治疗，而非健康生活中的长期饮食模式。国际上每年由医学家、营养学家以及诸多媒体共同评选出的世界饮食模式排行中，生酮饮食已经连续几年位列"健康饮食"的最后几名。虽然生酮饮食短期内在减脂速度上效果很好，但并不能掩盖其可能带来的健康风险和可能增加的死亡风险，因此极其不推荐大家通过生酮饮食来减脂。

生酮饮食法	极低碳水化合物供能比（≤20%）。	可能出现嗜睡、恶心和呕吐，呼吸时有烂苹果气味。	不推荐尝试。	1.连续被主流医学、营养学界评价为健康膳食模式的最后几名。 2.孕妇、哺乳期女性、糖尿病患者、胆囊疾病患者请勿轻易尝试。
	脂肪供能比通常在30%～60%。	膳食失衡导致营养素缺乏。	如果一定要采用，最好在专业人士指导下，通常不建议超过1个月。	
	人体会产生大量中间代谢产物"酮体"。	长期极低碳水化合物饮食可能会增加死亡风险，影响寿命。	尝试前需做好风险评估和期望管理。	
	只需要不吃碳水化合物就行，其他食物几乎不用忌口。	长期控糖会使得身体产生对碳水化合物近乎疯狂的渴望。		

（资源来源：作者自制。）

如果评选最近几年在年轻人圈子里最火热的减肥法，那一定非"轻断食"莫属。在各种社交媒体上，"轻断食"的出镜率越来越高，而这种方法也以"有效、易执行、相对科学"而著称，在一些医院的医学减重门诊，也建议采取"轻断食"的方法减重。

不同于一日三餐这种连续进食的模式，"轻"代表"部分、少许"的断食。轻断食与我们常说的持续性断食（如辟谷）不一样，学术界通常把这种方法叫作间歇性断食。

最早的关于间歇性断食的研究存在于啮齿动物中。有研究发现，小鼠、猴子等若采取间歇性断食可改善多种疾病，甚至可以延长寿命，但目前针对人类的研究并未明确。

目前，间歇性断食的操作方法很多，有以周为断食周期执行的，如

"5+2"断食、"6+1"断食（即 1 周断食非连续的 2 天或者 1 天，其他几天正常进食），还有"16+8"断食（即每天在 8 小时内吃东西，剩下 16 小时禁食）等，但是很多减肥方法根本不属于轻断食的范畴，却也被大众强行扣上了"轻断食"的帽子。

这些方法中，大家最熟悉就是"5+2"断食法，具体方法为：每周中有 5 天正常饮食，剩下的 2 天（注意是非连续的 2 天），每天的能量摄入大约为平常状态的 25%～30%，即男性当天摄入约 600 千卡，女性当天摄入约 500 千卡。

听起来这个做法并不难，毕竟每周 5 天基本上和正常饮食一致，正常吃就可以了，剩下不连续的 2 天，才需要刻意控制能量摄入。对于很多人来说，如果把其中的 1 天安排到休息日，一周只有 1 个工作日需要控制饮食，感觉自己咬咬牙肯定能坚持下来。

轻断食对控制肥胖确实有效

按照《中国超重／肥胖医学营养治疗指南（2021）》中的说法，对于超重肥胖的人群而言，轻断食模式确实有益于控制体重和改善代谢。很多临床试验都证明，轻断食不仅可以控制体重，还能改善一些慢性病患者的指标和状态。

但是从原理上看，轻断食依旧没有太多神奇之处。我们以正常的每天需要 2000 千卡能量的男性为例，每周断食 2 天，每天的能量亏空约为 70%，基本上相当于断食日少了 1400 千卡，每周少摄入 2800 千卡，如果坚持 1 个月，差不多能瘦 3 斤。

所以，如果你希望轻断食有效，就必须限制能量。以常见的"5+2"断食法为例，如果 5 天不限制能量，而是胡吃海喝，只靠 2 天的断食根本瘦不下来。

2020 年，《美国医学会杂志》（*JAMA*）刊登了一项"针对 16+8 的间歇性断食"的研究，结果发现，不限制能量组（即总能量摄入不变，只是把一天 24 小时该吃的食物放到 8 小时内吃完）的减肥效果并不好，和对照组没什么区别，甚至还会伴随大量的肌肉流失。

所以，通过能量限制达到能量负平衡，是所有行之有效的减肥方法的核心，想让轻断食有效果，一定要保证在一个周期里出现"能量负平衡"才行。

轻断食减肥确实有效，但并不意味着这种方法适合所有人。如果你准备尝试间歇性断食，请务必进行自我评估。

如果你属于正常体重（BMI 为 18.5 ~ 23.9）或处于消瘦、营养不良、贫血、疾病恢复期、生长发育期等状态，通常不推荐通过间歇性断食来控制体重。另外，患有胃部疾病、有痛风的朋友，也最好不要采取这种方法。

即使在断食期间，也需要做好充足的准备。对于各位"打工人"而言，能量摄入是保持工作状态的基础，一天摄入 500 千卡、600 千卡很可能意味着吃不到多少食物。吃得这么少还要继续面对高强度的工作，身体能否承受确实要打个问号。

所以我更推荐把断食 2 天中的 1 天放到休息日，否则高强度的工作带来的不适感很容易让人放弃断食。当然，以上只是我个人的一点体会，如果在执行轻断食的过程中并没有感觉到饥饿，那说明这个方法很适合你。

在执行轻断食时，有以下几个技巧。

①调整心态，千万不要暗示自己不吃会饿。学会转移注意力，可以和家人、朋友聊天，可以睡觉、休息、打游戏等。

②多吃能量低、营养素含量丰富、饱腹感强的食物。断食的 2 天对于能量控制的要求非常严格，应尽可能选择高营养素含量的食物，比如，富含铁的瘦肉和内脏，富含 β - 胡萝卜素的西蓝花、菠菜，富含钙的脱脂奶等，从而彻底告别高能量甜点、肥肉之类的食物。另外，菌菇类中的多糖类吸水也会膨胀，有利于增加饱腹感。

③把食物放到看不到和碰不到的地方。减少和食物接触的机会，增加轻断食的成功率。

④逢轻断食日建议暂停之前的运动计划，只保持基本的活动量即可。断食日如果高强度、长时间运动容易造成瘦体重丢失。

牛奶燕麦粥	脱脂奶 200 克 即食燕麦片 25 克	水煮玉米 蒜泥西蓝花	玉米棒 200 克 西蓝花 400 克
番茄炒鸡蛋	番茄 500 克 鸡蛋 50 克 葵花子油 5 克	椒盐煎鸡胸肉	鸡胸肉 50 克 玉米油 5 克
豆腐脑	豆腐脑 250 克 生抽和虾皮若干	小葱拌豆腐	南豆腐 150 克 小葱少许
水煮芋头	100 克	红豆银耳羹	红豆 20 克 水发银耳少许
水煮虾	70 克		

间歇性断食法 （以"5+2"轻断食法为例）	通常指不固定的进食模式。表现为特定日期和时间段的饮食限制。	只需要改变部分进食习惯，不需要每天都控制进食。	操作和持续性因人而异，不适于高体力活动个体。	可选择	需预先评估可行性

以"5+2"轻断食法为例,即一周5天正常进食,剩下非连续的2天摄入能量为原来的1/4左右(男性约600千卡/天,女性约500千卡/天)。	有益于控制体重和改善代谢,如降低胆固醇。	具有一定的适用人群限制,且高质量证据并不多。
	几乎没有不良反应,大部分人群可持续运用。	其他非断食日依然要限制能量,否则效果有限。

右侧附注:注意非断食日的能量控制

(资源来源:作者自制。)

本章和大家分享了节食减肥、明星减肥法、生酮饮食和轻断食及各自的特点、执行方法、优点和缺点,力求从相对客观的角度为大家呈现这些减肥法背后的真相。最后结合专业证据和个人经验,给出个人建议如下。

过度节食减肥法和明星减肥法最大的问题在于能量过低和优质蛋白摄入不足,长时间执行不仅会导致肌肉严重流失,恢复正常饮食之后体重反弹更明显;生酮饮食改变了三种营养素的构成,虽然减得快、好操作,但对于健康的持续性风险极大,长期执行极低碳水化合物的方法还可能增加死亡率。轻断食减肥法更科学,依从性更好,效果也不错,但不一定适合所有人群,使用前必须进行自我评估。

这些方法大多殊途同归,都只立足于"能量负平衡"原理,有一定的效果,但会改变原有的饮食习惯,一些方法会让人感觉有些别扭。从营养均衡的角度看,上述部分减肥方法由于膳食结构的剧烈改变(轻断食稍好),或多或少都会增加蛋白质、维生素、矿物质缺乏的风险。

最重要的是，这些方法几乎都不是可持续的饮食模式，大多只是某个阶段执行特定的饮食方案而已。一段时间后，最终会恢复到所谓的正常饮食范畴。

我一直坚信，好的减肥方法必须符合以下原则。

①限制能量。这是检验一种减肥方法是否有效的重要前提，也是减肥成功的核心。

②营养均衡。大多数减肥方法只关注能量，却忽略了微量营养素的摄入，营养均衡不仅能有效减少营养不良的风险，而且便于该方法的健康性和可持续性。

③可持续。你希望只是瘦几个月，还是拥有一辈子的健康体型和均衡的饮食？

④缓解压力。如果一种减肥方法让你感觉压力很大，那么放弃往往只在一瞬间。

如果你到现在还没有找到一个可以同时满足以上四条原则的减肥法，请允许我在本书中为你隆重介绍沉浸式减肥法。

参考文献

[1] 陈春明，孔灵芝 . 中国成人超重和肥胖症预防控制指南 [M]. 北京：人民卫生出版社，2006.

[2] 中国医疗保健国际交流促进会与代谢管理分会，中国营养学会临床营养分会，中华医学会糖尿病学分会，等 . 中国超重 / 肥胖医学营养治疗指南 (2021)[J]. 中国医学前沿，2021,13(11).

[3] 王友发，孙明晓，杨月欣 . 中国肥胖预防和控制蓝皮书 [M]. 北京：北京大学医学出版社 ,2019.

[4] 美国新闻与世界报道 (U.S. News & World Report). 饮食，生酮饮食 [EB/OL].https://health.usnews.com/best-diet/keto-diet.

[5] Dashti H M, Mathew T C, Hussein T, et al. Long-term effects of a ketogenic diet in obese patients[J]. Experimental & Clinical Cardiology, 2004, 9(3): 200.

[6] Johnson J B, Summer W, Cutler R G, et al. Alternate day calorie restriction improves clinical findings and reduces markers of oxidative stress and inflammation in overweight adults with moderate asthma[J]. Free Radical Biology and Medicine, 2007, 42(5): 665-674.

[7] Paoli A, Rubini A, Volek J S, et al. Beyond weight loss: a review of the therapeutic uses of very-low-carbohydrate (ketogenic) diets[J]. European journal of clinical nutrition, 2013, 67(8): 789-796.

[8] Seidelmann S B. Claggett B, cheng S, et al. Dietary carbohydrate intake and mortality: a prospective cohort study and meta-analysis[J].The Lancet Public Health, 2018, 3(9): e419–e428.

[9] Johnson J B, Summer W, Cutler R G, et al. Alternate day calorie restriction improves clinical findings and reduces markers of oxidative stress and inflammation in overweight adults with moderate asthma[J]. Free Radical Biology and Medicine, 2007, 42(5): 665-674.

[10] Lowe D A, Wu N, Rohdin-Bibby L, et al. Effects of Time-Restricted Eating on Weight Loss and Other Metabolic Parameters in Women and Men With Overweight and Obesity: The TREAT Randomized Clinical Trial [J]. JAMA Internal Medicine, 2020,180(11):1491-1499.

以上这些微妙的心理活动，是很多人减肥时的真实写照。

　　有的朋友觉得，减肥是一场自我管理的佛系"修行"，需要尽可能克制想吃的欲望，逼迫自己增加运动量，毕竟"修行"大多意味着其过程并不轻松快乐，但我们往往为了"苦尽甘来"而忍一忍。总而言之，大家打心底觉得，减肥是痛苦的，是压抑内心的、不可持续的。

　　但你有没有想过，如果减肥只是阶段性的"修行"，如何保证减肥成果可以一直维持呢？毕竟没有人愿意一辈子"修行"。而且，只有成功减重并维持 6 个月以上体重不反弹，才算通常意义上的减肥成功。如果只是阶段性的体重下降，而你却并没有打心底里接受这种方式，体重数值只可能像蹦极一样忽上忽下、反复横跳，是没有任何意义的。

减肥是痛苦的、压抑的，是阶段性的，这往往是大众对于减肥的认知"常识"。

但在这本书里，我希望给大家呈现一个反常识的观点——减肥可以在正确而科学的范围内相对舒适，不用过度压抑欲望，而且可以持续，这样才能带给大家所谓沉浸式的体验。当然，这个方法一定也是科学有效的，这是大前提。

常识	痛苦	压抑对食物的欲望	感觉累	阶段性
反常识	相对舒适	遵循一定的食物喜好	相对轻松	可持续

沉浸式减肥法是一套基于平衡膳食宝塔的限能量减肥方案。执行过程中，会教大家尽可能遵循自身的食物喜好来制订饮食方案，并引导大家进行自我反馈、评估和改变，帮助大家建立健康的生活态度和方式，使得大家几乎感觉不到"正在减肥"，完完全全地沉浸在自己建立的减肥方案中。

不同于很多减肥书籍喜欢给减肥方法加上很多"高大上"的名字，沉浸式减肥法的原理和方法并不复杂，也没有所谓神奇之处。

作为营养师，我了解膳食结构对于控制体重和保持健康的重要性。我在本书中做的，只是在合理膳食结构的基础上，尽量给予大家自主的食物选择和搭配空间，并且帮助大家解决在减肥过程中可能遇到的问题，尽可能扫清科学减肥路上的障碍，让大家离科学减肥成功更近一步。

想要控制体重并不难，"少吃多动"很多人都能做到，而且只要吃得足够少，体重一定会降下来。

但"少吃到什么程度不会伤害身体健康""怎样在少吃后保证营养全面"是大家关心的问题。在减肥过程中控制能量不难，难的是在控制能量的同时，还能保证营养全面。

想要实现营养全面，就要参照膳食指南和膳食宝塔，毕竟《中国居民膳食指南（2022）》是我们健康饮食的"黄金标准"。它不仅立足于科学证据，而且结合我国国情，给出了更适合健康成年人食物挑选和搭配的饮食原则。用通俗的话来说，膳食指南教会大家怎么营养均衡地吃饭，而膳食宝塔则以中国传统的宝塔形式呈现出健康成年人每天应吃食物（和饮料）的具体大类和大致数量范围。

假设我们日常尽可能按照膳食宝塔来摄入营养，则既可以做到食物种类多样、数量充足、比例恰当，又可以最大限度满足每天的能量和各类营养素需求。

只不过膳食宝塔对应的是每天能量需求在 1600 ~ 2400 千卡的健康成年人，这个能量水平最多只能维持正常体重，很难直接产生能量差。

所以，沉浸式减肥法以《中国居民平衡膳食宝塔（2022）》为基础，在其中的食物大类和数量上进行科学调整，虽然降低了整体能量摄入，但依旧能保证每大类食物都具备，并不会像某些减肥方法一样动辄就完全放弃某一类食物（比如，生酮饮食几乎完全不吃碳水化合物）。有人担心减肥会导致营养失衡，对此，你完全可以信赖沉浸式减肥法。

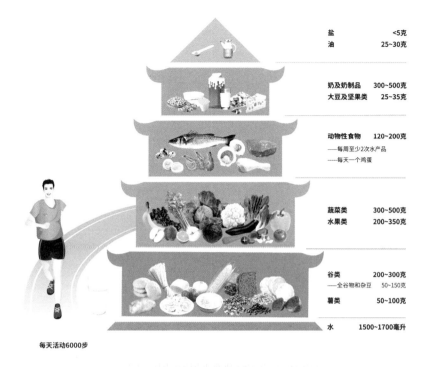

盐　　　　　　　<5克
油　　　　　　　25~30克

奶及奶制品　　　300~500克
大豆及坚果类　　25~35克

动物性食物　　　120~200克
——每周至少2次水产品
——每天一个鸡蛋

蔬菜类　　　　　300~500克
水果类　　　　　200~350克

谷类　　　　　　200~300克
——全谷物和杂豆　50~150克
薯类　　　　　　50~100克

水　　　　　　　1500~1700毫升

每天活动6000步

（资料来源：中国营养学会。）

在诸多体重控制膳食方案中，限能量平衡膳食（Calorie Restrict Diet，CRD）是一种能够有效降脂，改善代谢情况的减肥方法，以安全有效著称。这种饮食方法的特点如下。

（1）能量控制适中。通常在原有基础上减少 300 ~ 500 千卡，即减脂期间女性能量摄入约为 1200 ~ 1500 千卡，男性约为 1400 ~ 1800 千卡。

（2）营养素比例均衡。碳水化合物、蛋白质、脂肪三者的供能比例和平衡膳食相仿，没有太大差异。

（3）食物多样。保证各种食物的摄入，尽可能达到每天 12 种，每周 25 种食材。

相比于一些能量摄入过低、营养素比例失衡的减肥法，这种减肥方法更安全，更贴近生活，也更易于执行和坚持，执行者体验感更好。这也是达到"沉浸式"体验最重要的原则之一。

　　阅读完本书后，既希望大家可以学会控制自己的体重，也希望每个人都可以从中了解与减肥相关的方方面面，包括肥胖的机理、危害、科学测评方法，肥胖因素分析，以及如何制订针对减脂的饮食、运动、生活方式计划，同时学会挑选健康食物以及控制食欲的方法，学会把握进食方式等。

　　掌握了这些内容，大家不仅可以成功减肥，而且可以成为一个基本入门的"体重管理师"，帮助身边其他有需要的亲友。

　　还记得前面提到的大部分人对于减肥的刻板印象吗？沉浸式减肥会着重改变这一点，不对大家提过于苛刻的要求，不是因为我们不知道怎么做更好，而是知道怎么做更合适。

　　面对改变过程中的阻力，最好的方法就是"将大目标拆分成若干小目标，逐个击破"，每次解决一个问题，积累起来就是大的成功。我们从来不要求大家在短时间内完全改变自我。事实上，也许只需每 7 天改变一种不良生活方式，也许是戒掉奶茶，也许是拒绝炸串或者饮酒，只需要改变一点点，就可能比原来健康一点点。

　　很多减肥方法本身极为苛刻，尤其是对于大家喜爱的一些高脂肪、高糖分、高能量的食物，基本上是一律禁止，长期下来难免不破

热量
来自于多样化的
高营养素密度食物

水果　全谷物　奶制品　蛋白质

不限制的
食物来源
（可以有糖、
饱和脂肪）

（图片来源：作者自制。）

戒。沉浸式减肥法的另一个方法论核心就是可以"适当放纵"——如果有需要，可以在每天的能量摄入中，给予10%的"随意能量配额"。大家甚至可以在这个配额中选择糖和饱和脂肪——在平常减肥过程中会被拒绝的成分。

这个建议来自最新的《美国居民膳食指南（2020—2025）》。一些专业人士觉得这是一种妥协，我却觉得这是一种对人性的洞察。只要我们能在减肥方案中控制好不健康食物的配额，并且更精心地调配剩下90%的健康食物来源，就能够保证总的膳食能量合理且不超标。

（1）沉浸式减肥法一个周期通常为 3 ~ 6 个月。

（2）本书仅作科普用途，并不以治疗疾病和医学诊断为目的，如需要个性化方案或建议，请前往医院获得专业诊疗意见。

（3）本书中的沉浸式减肥法，仅针对由于不良生活方式而导致的单纯性肥胖，通过自身的改变，可以起到减少体重的效果。但对于患有比较严重的肝肾疾病、精神疾病、肝肾功能衰竭及癌症的朋友，不建议按照本书指导去执行，此类人群控制体重的方法请具体询问医生。

（4）对于 BMI ≥ 28，且伴随一种或多种慢性非传染性疾病（如糖尿病、高尿酸血症、血脂异常、高血压）的朋友，强烈建议就近在当地三甲医院的营养科中咨询营养（医）师以获得个性化方案和建议。

（5）如果你有一些不良的饮食习惯和生活方式，包括无法很好地控制自己对食物的渴望，那么这本书可能非常适合你。同样，如果你曾经或正在被诊断为患有以下疾病，请在减肥前咨询医生意见，具体包括库欣综合征、甲状腺功能减退症或桥本甲状腺炎、垂体功能低下或垂体癌、多囊卵巢综合征和糖尿病前期。

一些药物可能会影响体重，包括抗抑郁药、抗癫痫药、糖尿病药物、抗精神病药、类固醇和 β - 受体阻滞剂。如果你正在服用以上药物，也希望你在减肥前咨询医生建议。

（1）一个水杯。容积最好在 500 毫升以上，美观且便于携带，一定要买自己喜欢的，它能让你爱上喝水。

（2）一个厨房食物秤。精度在 1 克左右，用来称量食物，帮你掌握每餐的量，在网上大约 30 ~ 50 元就可以买到。

（3）腰围尺。主要用来测腰围，10 元以下。

（4）一个体重秤。它是减肥的见证者，只要能简单测体重的就行，市面上有带体脂测量的也可以，价格 100 ~ 200 元不等。

（5）一个分餐式餐盘。大小和普通盘子相仿（直径 22 厘米左右），但是被分成 4 块。这种餐盘既方便养成分餐的习惯，又能够做好各大类食物的分类，方便把握分量。具体购买时可以在网上搜"平衡餐盘"，价格 50 元左右。

（6）一部能计步的智能手机或一个智能手环。用来记录每天的运动和能量消耗，一些智能穿戴设备甚至具备记录睡眠、主动提示起身运动的功能，价格 100 元至几千元不等。

（7）一个笔记本。在第一页写上你的姓名、性别、年龄等个人信息，后期关于减重食谱、采购计划、运动处方等信息都可以用这个本子来记录。

（1）如果在之前的体检或检查中，你的血糖、甘油三酯、总胆固醇、低 / 高密度脂蛋白、尿酸等任何一项指标超出参考范围，建议最好再做一次生化和血常规检测，方便对自己的身体有更完整的认知。

（2）如果刚刚已实行过节食减肥，即每日能量摄入 ≤ 800 千卡或饮食中缺乏某大类的食物，比如，只吃蔬菜和水果，不吃主食、不吃肉……这种状态下并不建议直接开始减肥，而需要 5 ~ 8 天的过渡，这 5 ~ 8 天需要做什么呢？只需要每天恢复到节食前的状态。注意，这期间即使体重上升也没关系，但必须完成整个过渡期后再开始减肥。

（3）如果刚好遇到月经期，建议等经期结束后再正式开始为宜。

（4）用手机或相机为自己拍摄正面、侧面、背面三张全身照。既可以存在手机里，也可以打印出来贴在墙上。作为现阶段对自己体型的记录，方便在减肥结束后作为对比，让自己更有成就感。

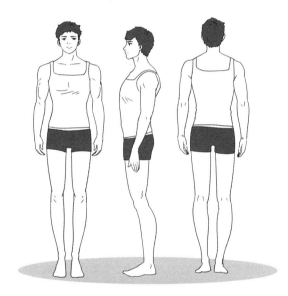

你准备好了吗？

让我们一起沉浸在这场奇妙的体重控制之旅中吧。

从本页开始，我们即将沉浸在减肥计划中。在制订减肥方案并执行之前，首先要对自己进行"完整的评估"。从一份简单的自我评估表开始，也许只需要5～10分钟时间，你就能发现一个不一样的自己。

姓名　　　　　　　　性别　　　　　　　　年龄

职业　　　　　　　　手机号码　　　　　　民族

学历　　　　　　　　居住地址

　　　　　　　（1）阅读本书前，是否尝试过其他减肥方法？

没尝试过　　　药物减肥　　　手术/吸脂　　　节食减肥　　　运动减肥　　　其他_____

　　　　　　　（2）是否患有或者曾经患有以下疾病？

高血压　　　高脂血症　　　高胆固醇　　　2型糖尿病　　　痛风　　　脂肪肝

　　　　其他：骨关节炎、胆囊炎、甲状腺、胃肠道疾病、心脏疾病等

（3）你的父母是否患有以下疾病？

高血压　　　高脂血症　　　高胆固醇　　　2型糖尿病　　　痛风　　　脂肪肝

其他：骨关节炎、胆囊炎、甲状腺、胃肠道疾病、心脏疾病等

（1）一日饮食回顾
（请你回忆并写下昨天的饮食情况，包括摄入食物的种类和大致进食数量）

早餐：

中餐：

晚餐：

加餐：

饮料：

（2）饮食结构自测
（请你大致回忆各大类食物的进食频率与进食数量）

食物大类	进食次数（以下均为单选）				平均每次吃的量（克）
	从来不吃	每天吃几次	每周吃几次	每月吃几次	
主食					
——全谷物					
蔬菜					
水果					
豆类和豆制品					
坚果					
奶类和奶制品					
红肉 （猪肉、牛肉、羊肉）					

白肉
（鸡肉、鸭肉、
鹅肉）

鱼虾

蛋

酒

饮料

请列举喜欢吃的零食：

（3）你存在以下哪些饮食习惯？（可多选）

喜爱饮酒	经常在外就餐	饭后30分钟喜欢坐着	喜爱喝荤汤	一边看手机一边吃饭	饭后喜爱吃水果
吃饭速度快	不喜欢吃蔬菜和水果	主食量大	喜欢吃油炸食品	嗜好零食	每天喝奶茶

每天坐着时间是否达到6～8小时？　是 / 否

你最近一周，每日的微信步数平均是_____

平常有哪些运动习惯？_____

每周会有几次运动？（填写数量）

是否有做家务的习惯？_____

早晨起床时间：　　　　　　　　晚上入睡时间：

每日睡眠是否达到7～9小时？_____

是否熬夜，每周平均熬夜几天？_____

每天大约工作 / 学习多长时间？_____

是否吸烟？_____　　排便情况如何？_____　　月经周期是否规律？_____

你经常会有哪些不适的感受？　　疲劳　　　便秘　　　脱发　　　免疫力低

自我评估表让你可以更清楚地回忆过去的饮食及生活习惯等。那么，如何填写自我评估表呢？

基本信息的填写

照表填写个人基本信息，如果这张表格是为别人填写，还需要了解对方的民族、学历、手机号码、邮箱、地址等信息。

个人史评估

1. 减肥史——回顾你的减肥经历

此处的个人史，主要包括减肥史和疾病史回顾。比如，你之前是否尝试过其他减肥方法，这也是为了了解你在减肥中曾经做过哪些尝试。另外，如果是反复进行"节食减肥"的朋友，基础代谢水平通常会下降，想要瘦下来可能需要付出更大的努力。

2. 疾病史评估——是否曾经或现在患有与减肥相关的疾病

了解你自己是否患有或曾经患有与减肥相关疾病的历史，还需要填写曾经或现在是否患有胆囊、甲状腺、胃肠道、心脏疾病等，目的是进一步评估导致肥胖的相关因素和可能原因。

除了评估自己，你还需要了解家族疾病史，比如，父母是否同样存在超重或肥胖问题。这也是为了判断"遗传因素"在导致发胖的因素中所占的比重，以及肥胖对你健康的可能影响。简单来说，如果你的父母曾经受到过这些疾病的困扰，那么你由于超重肥胖进而被各类慢性疾病影响的风险也会大大上升。

膳食结构、食物选择和口味喜好对体型的影响非常大，长期的不良饮食习惯会增加体重。理论上说，如果每天多摄入 100 千卡能量，1 年就会使得体重上升 5.2 千克。详细的饮食评估包含一日饮食回顾、饮食结构自测和饮食习惯调查。

这需要你回顾前一天的早餐、中餐、晚餐、加餐分别吃了哪些食物，每种吃了多少，以及进餐地点和大致进食时间，并大致估计每种食物的分量。如果前一天的饮食为特殊情况，比如，在外就餐、食用快餐、自助餐等，也可以选择更具代表性的一天。

这包含你对各大类食物的喜好程度和摄入习惯，还包括对水、甜食、零食、酒类、饮料以及各种膳食补充剂的摄入。记录时主要填写进食频率及每次进食的重量，如果记不清数量也没关系，通过判断频率，也基本上能找到一些饮食失衡的蛛丝马迹。

下面列举了一些可能存在的不良饮食习惯，包括但不限于：

罗列这些习惯既是为了找到可能导致发胖的原因，也便于确立在后续减肥过程中改变生活习惯的目标。

运动状态量评估——胖是因为运动量不够吗

运动状态量评估主要包含基本活动量评估 [比如，你是不是有久坐不动的习惯，以及你每天大致的活动量（通常以微信步数来粗略评估）]、运动习惯评估（平常有哪些运动习惯，平均每周运动几次），以及其他活动习惯评估（比如，是否有做家务的习惯，上下班选择何种交通工具等）。了解现有的运动状态，方便制订方案时了解现有的运动基础，让后续方案的制订更加"个性化"。

生活方式评估

生活方式的评估包括评估生活和工作作息以及吸烟情况，还要了解排便和月经情况，也可以评估自身是否存在慢性疲劳综合征的症状。

吸烟和体重真的存在关联。目前主流的说法是：吸烟可能会通过增加能量消耗或者减少食欲来减少体重。烟草中含有的尼古丁会通过提高基础代谢来帮助控制体重，主要原理是通过神经调节增加能量消耗。吸烟还可以增强脂肪的分解作用，提升大约 10% 的静息代谢，这个数字不可小觑。

　　所以一般戒烟后体重可能会出现上升，具体的原理尚不明确，可能是因为人体会通过进食代替烟草产生的奖励机制。

　　当然，无论如何，吸烟对于健康的危害是极大的。通过吸烟来减轻体重是不可取的方式，吸烟的超重 / 肥胖朋友，一定要尽快戒烟。

深度挖掘肥胖的原因

总体而言，超重和肥胖是由于能量摄入高于能量消耗而导致的，这造成过量的能量在体内以脂肪形式堆积。但越来越多的科学研究证明，肥胖并不是单一因素引起的，而是由多种因素共同作用导致的，其与遗传因素、生活方式的改变、社会环境与政策、肠道菌群等因素均相关。准确地找到导致肥胖的原因，会让减肥过程变得更加简单、积极、有效。

遗传因素与肥胖

"种瓜得瓜，种豆得豆。"父母肥胖和子代肥胖存在密切的关联。单纯性肥胖具有一定的遗传性，如果父母中有一人为超重或肥胖者，子女肥胖的概率大约为 40%，如果双亲都肥胖，子女大约有 70% 的概率会发胖。

但是，遗传因素对 BMI 的强大影响，并不意味着其他因素对 BMI 没有影响。BMI 被证明是一种高度可遗传的性状，与此同时，家庭环境、社会环境与政策、饮食行为等一系列因素，都有可能影响甚至改变人的

BMI。这也给了我们启示——不要过分被遗传因素的影响所束缚，主观能动性在某种程度上也可以改变刻在 DNA 中的那些所谓"无法改变"的特质。

不论在国内还是国外，食物选择的巨大变化总使得我们对能量的摄入越来越多。以我国饮食结构的变迁为例：1982 年至 2012 年，我国膳食结构中谷类、薯类及干豆类食物的摄入量逐渐下降，而禽畜肉、蛋类及其制品、鱼虾类、奶类摄入量逐渐上升，尤其是禽畜肉类的摄入量明显上升，食用油摄入量也逐渐增高。这种改变使得中国居民超重和肥胖的发生率以及营养相关慢性疾病患病率明显上升。我国的饮食习惯越来越与欧美国家接近。

年轻人工作压力增大，缺乏采购、烹饪的时间和精力，导致在外就餐时间增多，使得我们比以前更容易接触和获取高能量和高脂肪的食物。同时，随着互联网的发展，以及外卖、代购、跑腿等服务的迅速崛起……让我们获取食物和能量变得从未有过的便捷。

除了膳食量和膳食结构的改变，不正确的饮食方式也是导致进食过量的重要原因。因为情绪波动而暴饮暴食，工作压力大、频繁加班导致夜宵增加，不喜欢正餐却热衷于零食，一边玩手机一边进食……都是导致肥胖的重要因素。

体力活动是能量消耗的重要方式之一，由于可自由支配时间的减少，以及职业性质所造成的活动量下降，人们好像比以前更不喜欢"动"了。回想一下，以前的工作类型往往伴随着大量的能量消耗，而如今大部分办公室白领的工作模式以坐为主，甚至工作一整天除了吃饭和如厕，几乎不会离开自己的座位。

娱乐活动也从户外活动逐渐转变为室内的静态活动，如刷剧、玩手机、看电视几乎都不需要动。中国营养与健康调查显示，2000 年至 2018 年，中国成年男性和女性每日能量消耗分别减少了 79.7 千卡和 64.7 千卡，能量摄入减少所导致的能量蓄积，最终会以脂肪的形式存储在体内。

运动具有很好的延续性和持续的益处，经常参加锻炼者比不常锻炼者的静息代谢率更高；在进行同等能量消耗的运动时，经常锻炼能更多地动员和利用体内储存的脂肪，更有利于预防超重和肥胖。

除了吃和运动，科学研究也把目光放在目前较热的肠道菌群领域，试图找出不同肠道菌群影响体型的“核心密码”。越来越多的科学研究证明，超重肥胖者和普通体型人群在肠道菌群的组成和数量上存在差异。对于肥胖和肠道菌群的关系，一些研究认为可能是肠道内微生物的改变，影响了机体对于食物的吸收，从而对体型产生影响。

多项研究发现，相比于体型正常的人群，肥胖患者的肠道微生态的多样性明显减少，这可以理解为某些菌群的种类和数量有所减少。

2020 年，《欧洲临床营养杂志》刊登了一篇肥胖成年人的肠道菌群系统评价，其中评估了正常体重的成年人和肥胖个体之间在肠道菌群组成上的差异。结果发现，肥胖与体重正常的个体，在肠道菌群的组成特征上存在差异。肥胖个体内某些菌群的比例更高，比如，拟杆菌门、厚壁菌门、梭杆菌属、变形菌属和罗伊氏乳杆菌，而粘蛋白拟杆菌、粪卡利菌、拟杆菌、植物乳杆菌和副干酪乳杆菌较少。由此可见，肠道微生物的组成与个体的体型存在密切的关联。

肥胖是否与某些营养素缺乏相关，一直是大家所关注的。研究发现，肥胖人群的钙、镁、铁、锌、铬以及维生素 D 和维生素 C 摄入不足，尤其是钙和维生素 D 的缺乏与肥胖关系密切。这给我们一些启示，即在减脂的饮食计划中应当尽可能通过食物获取各种营养素（如钙和维生素 D），而如果在饮食中无法获取，也可以借助于营养素补充剂。

情绪可能影响食物的摄入行为。当我们存在一些负面情绪或压力大的时候，确实有可能出现想通过进食来调节情绪或缓解压力的情况。另外，一些食物和成分（如巧克力、咖啡因、叶酸、铁等）都可能影响情绪和进食选择。

以上就是我们列举的导致肥胖的主要原因，而对于绝大部分原发性肥胖个体，饮食方式和缺乏运动是最主要的原因。找到可能导致肥胖的真正原因并尝试改变，可以让减肥之路更加顺畅。

遗传因素
"种瓜得瓜，种豆得豆。"

饮食摄入过量
"放开我，我还能再吃一碗。"

活动量减少
"躺着不香吗？"

肠道菌群与肥胖
"小菌群，大作用。"

某些核心营养素缺乏
"啥？营养素缺乏还能胖？"

情绪
"我失恋了，我需要甜点。"

科学减重，从确定合理的目标开始

确定科学的目标是减肥的重要环节。虽然每个人都希望自己在某一阶段能达到最理想的体重状态，但只有科学且贴近实际的减重目标才更容易达成。过于苛刻的减重目标很难达到，减肥过程也会伴随各种压力。

当然，减重目标绝不仅是一个单纯的体重数值，还包括具体的减重速率、减重周期，以及最终希望达成的一种状态：遵循良好的饮食结构、运动状态和健康的生活方式。

通常情况下，对于体重基数并不大（BMI < 26）的个体，理想体重往往可以作为减重的科学目标，具体计算方法为：

男性理想体重 =（身高 - 100）× 0.9
女性理想体重 =（身高 - 100）× 0.95

如果体重基数过大，如 BMI ≥ 26，即使设定目标为理想体重，短时间内也很难达成，这时，可以将减少现有体重的 5% ~ 10% 作为阶段性的体重目标（通常是 1 ~ 2 个月时间）。假如现有体重是 120 千克，可以把目标定为：在 1 ~ 2 个月内减少 6 ~ 12 千克（即减掉 12 ~ 24 斤）即可。很多慢性退行性疾病的医学指南中都建议在现有体重基础上减少 5% ~ 10%，这个减重程度有利于各种代谢综合征的改善。

减少多余的体重	5 ~ 6 千克或者初始体重的 10%
BMI 维持	< 24 千克 / 平方米
血压	任何减少
血糖	任何减少
糖化血红蛋白控制	任何改善
其他风险因素	任何减少

（资料来源：王友发，孙明晓，杨月欣，等 . 中国肥胖预防和控制蓝皮书 [M]. 北京：北京大学医学出版社，2019.）

诸多权威机构建议，减重速率应当以每周减 0.5 ~ 1 千克为宜，即每个月减 4 ~ 8 斤最合适，过快或者过慢都不推荐。个人经验是，对于体重基数大的朋友（BMI ≥ 26），每个月 10 ~ 12 斤的体重下降速率也可以。不过，减肥过程中一定要注意对自我状态的评估，一旦出现面色苍白、精力衰退、嗜睡、食欲下降、脱发、免疫力下降等问题，就需要回顾自己的体重下降速率，看看是不是因为体重下降过快而导致身体发出了"警告"。

通常，为了达到适宜的速率，每日整体能量会在原有基础上额外减少

500 ～ 800 千卡的摄入，分配到饮食和运动中，则大约是饮食摄入每日减少 300 ～ 500 千卡，运动消耗每日增加 300 ～ 500 千卡。

3～6个月减重周期最合适

通常情况下，减重周期是由实际体重、目标体重和减重速率三者共同决定的，计算公式如下：

减重周期（周）=（实际体重－目标体重）/ 减重速率（千克 / 周）

举例来说，如果实际体重是 60 千克，目标体重是 52 千克，减重速率定为 1 千克 / 周的话，那么减重周期为：（60 千克 －52 千克）/1 = 8 周，也就是差不多 2 个月的时间。

通常减脂的周期往往设定为 3 ～ 6 个月，既不会让体重下降得过快，又可以留出足够的时间来改变饮食习惯和生活方式。

饮食模式一：你的健康饮食拼图

膳食模式通常指每日摄入的所有食物和饮品的集合。如果把每天的食物看成一块块拼图，那么膳食模式就是拼出来的图案。好的膳食模式不仅可以帮助减肥和维持健康体重，还能降低各种慢性病的发病风险并保持健康。

世界上各个地区的居民在长期的生活中形成了独特的膳食结构和食物消费习惯，而这些也对各地人民的健康产生了深远的影响。通常情况下，好的膳食模式应该从食物组成、能量和营养素的角度进行衡量。好的膳食模式遵循如下原则。

（1）降低各种慢性疾病和癌症的发病风险，起到预防疾病和促进健康的作用。

（2）能量充足但不过量，营养素满足度高。

（3）碳水化合物、蛋白质、脂肪遵循相对适宜的比例。

目前在世界范围内有诸多健康膳食模式，其中又以地中海膳食和得舒（DASH 饮食，降高血压饮食）饮食最为流行，这两种膳食模式我们会在后面着重为大家介绍。

考虑到膳食模式的地域特性，更适合国人的其实是 2022 年中国营养学会发布的膳食指南中提出的"平衡膳食模式"。另外，2022 年的膳食指南把我国东南沿海地区的代表性饮食统称为"东方健康膳食模式"，其主要膳食特点是：食物多样、谷类为主，清淡少盐，蔬菜和水果充足，鱼虾等水产品丰富，奶类和豆类丰富。

食物多样，合理搭配。

吃动平衡，健康体重。

多吃蔬果、奶类、全谷物、大豆。

适量吃鱼、禽、蛋、瘦肉。

少盐少油，控糖限酒。

规律进餐，足量饮水。

会烹会选，会看标签。

公筷分餐，杜绝浪费。

沉浸式减肥计划，应当包含完善的饮食计划、食材采购计划、运动方案和生活方式管理计划，全方位的改变可以使减肥成功率大大提升。

饮食计划是你每天吃的所有食物和饮品的总和，通常包含正餐、零食、代餐食品和营养素补充剂。正餐计划通常是你编好的一份减肥食谱，包含当天应吃哪些食物、分别吃多少、大约在什么时候吃以及进餐的地点，详细一些的还可以记录具体的烹调方法。

如果在减肥过程中选择吃代餐，那么代餐食品计划也要纳入饮食计划中，即代餐什么时候吃、吃多少，以及除了代餐之外，还需要吃哪些食物作为补充。减肥过程中由于每日能量摄入的限制，不注意的话确实容易出现某些微量营养素的缺乏，所以也可以适当选择营养素补充剂。

如果寄希望于制订的减肥计划可以成功，最好提前一周制订好食谱，而不是临时考虑当天应该吃什么，同时，提前制订饮食计划也方便制订"食材采购计划"。

一份完善的食材采购计划，应包括采购时间、采购地点、采购频率和具体采购的食物名称和数量。需要注意的是，采购清单上对应的食材重量可以相较采购市场中食物的分量相对粗略。例如，一大盒全脂牛奶，2颗西蓝花，5个中等大小番茄，半斤猪里脊肉。

运动是减肥中不可或缺的环节，可以帮助改善身体的组成，减少脂肪组织的同时维持甚至增加非脂肪组织（如肌肉）。通常，一个完善的运动方案应包含运动项目、运动时间、运动频率和运动强度，运动方案是科学减肥计划中不可或缺的一部分。

无论是良好的作息、睡眠，良好的情绪和压力缓解方式，还是规律的进食方式、较低的在外就餐频率等，都能帮助我们控制体重，为了保证减肥计划确实发挥效用，我们需要每天对自己的健康生活方式进行管理，并尽可能改变各种不良生活方式，如熬夜、久坐不动、嗜好甜食等。

第五章

饮食计划就是通过一日三餐的合理搭配和能量控制来帮助控制体重。目前市面上常见的用于体重控制的科学膳食方法，包括限能量平衡饮食法（CRD）、极低能量膳食（VLCD）、轻断食 / 间断式膳食方法、高蛋白饮食法等。沉浸式减肥法主要基于限能量平衡饮食法，在原有基础上不仅保证产能营养素的比例，还格外关注微量营养素的摄入量。

确定饮食计划的第一步，就是编制食谱。营养学教材中食谱编制逻辑往往是下面这样的。

①根据个人信息确定减肥期间的最佳能量需要。

②根据能量确定各种营养素需要。

③根据营养素需要确定食物需要。

④将食物搭配成菜肴分配到一日三餐，编成食谱。

⑤评估和调整现有食谱。

这个流程并不简单，尤其是第②点和第③点，对于没有太多营养学基础的普通人而言并不容易搞定。

这些年我在编制食谱的过程中发现，当确定好每日的最佳能量需要之后，可以根据不同能量需要值，直接推算出一个相对适宜的膳食结构。即针对不同能量水平，基于平衡膳食宝塔，让各大类食物按照一定的数量和相互比例组成一个"饮食模板"。

有了这个"饮食模板"后，食谱编制就可以简化成以下几个步骤。

①根据个人信息确定减肥期间的最佳能量需要。

②根据能量需要，选择最适合的"饮食模板"。

③按照要求，用各大食材填充"饮食模板"。

④将食材搭配成菜肴。

下面我们就一起来了解具体操作方法。

首先，需要计算出理想体重，即：

然后，选择适宜的"能量系数"。"能量系数"相当于在减肥过程中，每千克的标准体重应该匹配多少能量，其单位是千卡／千克。制订减肥计划时，"能量系数"通常建议取 20 千卡／千克每天或 25 千卡／千克每天。

能量系数越低（如取 20），计算出的每天的摄入能量值越小，减肥效果会更明显。如果相比于现阶段的能量摄入差值较大，很可能不太适应；如果取较高的系数（如 25），虽然短期内体重下降速率没那么快，但是更稳健，且减肥食谱和一般饮食的落差不大，体验感会更好。

而且，选取 25 千卡／千克每天这个较高的系数还有一个好处，即当后期出现体重下降停滞后，一开始比较高的能量摄入水平反而意味着有更多的下降空间。反过来说，如果一开始能量水平就特别低，很可能会出现"中后期降无可降"的情况。当然，能量系数到底是选 20 还是 25，还需要综合评估。

接下来，计算每日能量水平，即每日能量水平（千卡）＝理想体重 × 能量系数。

在这一步中，只需要把刚才计算出的"理想体重"和"能量系数"相乘就可以了，得出来的值就是目前阶段按照理想体重为目标制订的最佳能量摄入水平。

举个例子：王先生 35 岁，在外企上班，身高 180 厘米，体重 85 千克，他希望选择体验感更好的减肥方案，请问他减肥方案中的"最佳能量水平"是多少？

在计算 BMI（BMI=26.2）后，判断其体型为超重，再计算出理想体重为 72 千克 [（180−100）×0.9]，理想体重再乘能量系数 20 千卡 / 千克每天，计算出每日最佳能量水平为 1440 千卡。

每日"最佳能量水平"是编制食谱时最重要的参数，接下来只需要根据这个值选择最适合的饮食模板即可。

沉浸式减肥法为大家提供了四套不同能量水平的饮食模板。

模板名称	实际能量值	对应每日最佳能量范围（千卡）
饮食模板 A	1200 千卡	1100 ~ 1300
饮食模板 B	1400 千卡	1300 ~ 1500
饮食模板 C	1600 千卡	1500 ~ 1700
饮食模板 D	1800 千卡	1700 ~ 1900

具体饮食模板内容如下。

早餐	主食 * 2	蛋白质 * 1	奶 * 1
中餐	主食 * 2	蛋白质 * 2	蔬菜 * 1
晚餐	主食 * 1	蛋白质 * 1	蔬菜 * 1
加餐	水果 * 1		

（注：①全天食用油为 1.5 瓷勺（约 12 克），盐 6 克；②表中 * 代表 ×。下同。）

主食 * 2	蛋白质 * 1	奶 * 1
主食 * 2	蛋白质 * 2	蔬菜 * 1
主食 * 2	蛋白质 * 2	蔬菜 * 1
水果 * 1		

（注：全天食用油为 1.5 瓷勺（约 12 克），盐 6 克。）

主食 * 2	蛋白质 * 1	奶 * 2
主食 * 3	蛋白质 * 2	蔬菜 * 1
主食 * 2	蛋白质 * 2	蔬菜 * 1
水果 * 1		

（注：全天食用油为 2 瓷勺（约 16 克），盐 6 克。）

主食 * 2	蛋白质 * 1	奶 * 2
主食 * 3	蛋白质 * 3	蔬菜 * 1
主食 * 3	蛋白质 * 2	蔬菜 * 1
水果 * 1		

（注：全天食用油为 2 瓷勺（约 16 克），盐 6 克。）

选择好饮食模板后，只需要按照饮食模板中的要求，从"食材库"中挑选适合的食物——对应填进去即可。

沉浸式减肥法考虑到每个人对食物的喜好有所不同，如果只给出一套减脂饮食方案，怕大家很容易吃腻，所以提出了"食材库"的概念。在这套沉浸式减肥法的"食材库"中，几乎每一种食物都是我认为适合减肥又保证营养的食材，大家只需按照饮食喜好自由选择搭配即可。

食材库具体分为五大类，分别是主食类、蛋白质类、奶类、蔬菜、水果类。

主食类：通常包含谷类、薯类和杂豆类，一些淀粉类蔬菜也归在主食类。

蛋白质类：指一大类提供优质蛋白食物的组合，包含蛋类、瘦肉和肉制品、鱼虾水产、豆制品。

奶类：奶类也含有蛋白质，因为它是减肥过程中钙的主要来源，为了保证摄入量，所以单独归为了一类，乳糖不耐受的朋友可以选择无乳糖牛奶或者低糖酸奶。

蔬菜类 & 水果类：蔬菜类和水果类并没有归在一类，因为两者在营养成分上有些许区别。另外，对于减肥期饮食，两者扮演的角色也有所不同。蔬菜能量低，营养素高，是重要的食物；水果的能量通常比蔬菜高，属于减肥中的有益补充。

通常情况下，我们挑选的食物至少应符合"能量较低""含有或富含减肥中关键的营养素""饱腹感较强"三个原则中的一个。

当然，不同大类食物的挑选依据往往不同，比如，在谷类中，全谷物食物因加工程度更低而被选择，薯类和杂豆因富含各种营养素且饱腹感强，也是减肥时优先推荐的类别。

蔬菜则以富含维生素 C、钾、镁等营养素的深色蔬菜最被推荐，水果推荐颜色鲜艳且能量和血糖生成指数（GI）相对较低的品种。蛋白质类中的肉类，则更多地遵循低脂肪、高蛋白的原则。总之，这些食材都经过营养师的精挑细选，大家可以放心选择。

"食材库"中不仅有食物名称，还有对应的重量，此处的"重量"即代表未烹调状态下的净重，比如，100 克紫薯实际上指的是生紫薯可以吃的部分为 100 克（即去皮后的重量）。

米、面	其他全谷物	薯类	杂豆类
大米 25 克	燕麦片（粒）30 克	红薯 100 克	红豆 25 克
糙米 25 克	薏仁 25 克	紫薯 100 克	绿豆 25 克
小米 25 克	藜麦 25 克	土豆 100 克	
黑米 25 克	玉米糁 25 克	山药 150 克	
面粉 25 克	玉米（带棒）200 克	芋头 100 克	
切面 30 克	荞麦面（熟）70 克		
杂粮馒头（熟）50 克			
全麦面包 30 克			

肉类	水产类	蛋类	豆制品
瘦猪肉 50 克	带鱼 80 克	鸡蛋 1 个	老豆腐 100 克
排骨（带骨）70 克	鲫鱼 80 克	鹌鹑蛋 6 个	嫩豆腐 150 克
瘦牛肉 50 克	草鱼 80 克		豆腐丝 50 克
酱牛肉 35 克	虾 100 克		豆腐干 50 克
羊肉 50 克	鲈鱼 80 克		无糖豆浆 400 毫升
鸡肉 50 克	鲜鱿鱼 100 克		素鸡 50 克
鸭肉 50 克	三文鱼 65 克		
鸡翅 80 克	鲜鱼丸 80 克		
去皮鸡腿 1 个			
猪肝 70 克			
鸭血 80 克			

叶菜	根茎类	瓜茄类	其他
油菜（青菜）250 克	胡萝卜 100 克	彩椒 200 克	鲜蘑菇 150 克
菠菜 250 克	莴笋 250 克	番茄 250 克	毛豆 25 克

叶菜	根茎类	瓜茄类	其他
圆白菜 250 克	洋葱 100 克	南瓜 150 克	绿豆芽 250 克
大白菜 250 克		冬瓜 250 克	四季豆 125 克
韭菜 150 克			水发木耳 150 克
西蓝花 150 克			

全脂牛奶 200 克	舒化奶 200 克	普通酸奶 200 克	低糖酸奶 250 克
脱脂奶 300 克	低脂奶 250 克		

苹果 200 克	草莓 200 克	葡萄 150 克	西瓜 300 克
梨 250 克	奇异果 200 克	橙子 200 克	杧果 200 克
蓝莓 200 克	桃 200 克	冬枣 75 克	香蕉 100 克

（注：根据国家标准，脱脂奶的脂肪含量 ≤ 0.5 克 /100 毫升，低脂奶的脂肪含量 ≤ 1.5 克 /100 毫升，低糖酸奶的碳水化合物含量 ≤ 5 克 /100 毫升。）

我们以饮食模板 A 为例：

早餐分别含有主食 2 份，蛋白质和奶制品各 1 份，你要做的就是从食材库中，选择"主食类"表里的一种食物，并记录数量为 2 份，或者选择两种不同的主食各 1 份。再选一份"蛋白质类"表里的食物和一份"奶制品类"表里的食物即可。

例如："主食类"一项如果选择了"燕麦片 50 克（燕麦片 25 克 * 2）"，"蛋白质类"项选择了"鸡蛋 1 个"，"奶制品类"项选择了"脱脂奶 300克"，你的早餐食材就确定好了。

当然，在有些餐次中，同一类的食物可能不止 1 份，比如，模板中显示"蛋白质 *2"，则意味着在该餐中应分别含 2 份蛋白质类食物，就需要分别填入两种属于"蛋白质类"表中的食物（两者可以相同，也可以不同）。

如果是准备一人食，从方便制备的角度，2 份蛋白质类食物也可以完全相同，比如，选择 2 份 50 克共 100 克瘦猪肉（大约相当于男性掌心大小）。如果是一家人一起吃饭，那么 2 份蛋白质来源可以不同，比如，可以是"50 克瘦猪肉 +50 克虾"的组合，让食物更多样（大约是 1 掌心大小的瘦肉 +6 只中等大小的虾）。

同理，如果是"主食 *3"，就代表应有 3 份主食类的食物，就需要分别填入 3 种属于"主食类"这张表中的食物，3 份主食可以相同（如都是大米），也可以不同。当然在减肥方案中，不推荐大家主食都选择白米白面，如果一顿饭中有 2 份或 3 份主食，一定要搭配一些全谷物。

当我们将不同大类的食物填充到"饮食模板"中后，就可以得到一个"减肥食谱"，之后需要将这些食物按照营养搭配原则和个人喜好，搭配成菜肴，最好附上烹调方法。

搭配菜肴时可以遵循几个原则，最简单的就是"蛋白质 + 蔬菜"，即我们常说的荤素搭配。另外，对于缺乏生活经验的人来讲，可以在一些食谱书或教做菜的 App 上寻找将食物搭配成菜肴的灵感。

如果可以，尽可能按照最新的膳食指南给大家的建议，即每天的食材应尽可能达到 12 种，每周共 25 种。

作为减肥食谱，食材搭配不用"花里胡哨"，很多人觉得食物种类越多，营养素越全面。但事实是，将不同大类的食物搭配在一起才能实现营养素的组合和互补，同一大类的食物根本达不到这样的效果。比如，在一份杂粮粥里放 10 余种杂粮，远远比不上每天摄入各大类的食物种类达到 10 种以上效果更好。

在进行食物的选择和搭配时，沉浸式减肥法的自由一方面体现在食物挑选上，即不用拘泥于水煮菜、鸡胸肉或煮红薯等，完全可以适当根据自身喜好挑选食物；另一方面，我们也给出 100 千卡（大约为总能量的 8% ~ 10%）的"随意能量配额"。

别小看这 100 千卡，适当的能量放纵有利于减肥方案的可持续执行，看起来有点类似于所谓的"欺骗餐"，但又不完全是。

在保证营养充足的情况下，适当放纵也许有利于缓解压力并增加方案的可执行性，所以我建议每周可以有 2 ~ 3 次不连续的"随意能量配额"，即每次 100 千卡左右的能量。

虽然看起来额外增加了 100 千卡的能量，但考虑到有的人能量摄入并非遵守标准的食谱方案，比如，可能你每天的最佳能量需要是 1290 千卡，但如果选择的是 1200 千卡的方案，相当于留下了一点空间，这样完全可行。

可以按照每周 2 ~ 3 次，如每周一、周四、周日或者每周二、周五来执行，具体食物种类和重量可以参考下表。需要注意的是，这个随意能量配额每天以 100 千卡为上限，不要过量摄入，也不建议把几次配额累积到一次来使用，否则会让减肥计划失败。

当然，如果你能够忍住高糖高油食物的诱惑，也鼓励大家不去放纵，毕竟这 100 千卡热量并不是必需的。

食物名称	重量	食物名称	重量
薯片	20 克	爆米花	30 克
巧克力	20 克	可乐	200 毫升
芝士蛋糕	30 克	曲奇饼干	20 克
薯条	40 克（大约半份中薯条）	炸鸡块	35 克

王女士是一名上市公司的会计，身高 157 厘米，体重 62 千克，腰围 81 厘米。她对自己的身材不太满意，希望通过沉浸式减肥法来控制体重，我们为她量身定制了一份减重食谱。

　　①通过计算，王女士的 BMI 为：62 / (1.57)^2 =25.2，经过评价，其属于超重范畴（BMI 为 24 ~ 28 之间）。

　　②计算出其理想体重为：(157 厘米 −100 厘米)×0.85=48.5 千克。

　　③计算最佳能量需求 =48.5 千克 ×25 千卡 / 千克每天 =1212.5 千卡 / 天，基本和 1200 千卡一致，所以选取饮食模板 A 即 1200 千卡 / 天的方案最佳（如下表）。

主食 * 2	蛋白质 * 1	奶 * 1
主食 * 2	蛋白质 * 2	蔬菜 * 1
主食 * 1	蛋白质 * 1	蔬菜 * 1
水果 * 1		

注：全天食用油为 1.5 瓷勺（约 12 克），盐 6 克。

　　早餐 2 份主食，分别选择 200 克玉米棒 + 蒸紫薯 100 克，紫薯的饱腹感很强，制备也更方便，蛋白质选择 1 个煮鸡蛋比较常见，奶制品选择脱脂奶 300 克，同等份额下钙含量更丰富。

　　如果早餐吃不下主食，可以选择将"蒸紫薯"留在上午 10 点左右食用，作为早加餐。

中餐的 2 份主食，考虑"粗细搭配"，可直接选择大米：黑米 =1 ：1 的组合，口感和营养兼备，搭配起来正好是 2 份。蛋白质可以考虑选鲈鱼，并且选择少油少盐的"清蒸"做法。蔬菜则选择圆白菜（包菜），其营养价值丰富，口感脆爽，醋熘的烹调方法不仅可以减少用盐量，还能保存维生素 C。

下午 3 点左右，可安排 1 份水果加餐，可以选择 200 克草莓，能量和糖分都不高，但维生素 C 和膳食纤维含量很丰富，适合减肥。

晚餐则可以选择 25 克纯燕麦片，燕麦饱腹感很强，铁、钙的营养素含量同样丰富。蛋白质 + 蔬菜的组合可选择"虾仁 + 彩椒"，虾仁属于高蛋白、低脂肪食物，彩椒富含维生素 C、镁、钾和叶酸，营养丰富，荤素搭配，营养全面。

3. 将食材搭配成食谱

王女士的定制减肥食谱如下。

表 3-12　王女士的定制减肥食谱（1/8 日午餐）

餐次	菜名	食材名称	重量	备注
早餐	煮玉米	玉米（带棒）	200 克	
	煮鸡蛋	鸡蛋	1 个	
	热牛奶	脱脂奶	300 克	
加餐	蒸紫薯	紫薯	100 克	
中餐	黑米大米二米饭	黑米饭	70 克	
		大米饭	70 克	
	清蒸鲈鱼	鲈鱼肉	160 克	160 克指鲈鱼肉的重量，换算成整条鲈鱼大约是 320 克，即一条小鲈鱼。
	醋熘包菜	圆白菜	250 克	

晚餐	燕麦粥	燕麦片	25 克
	彩椒炒虾仁	彩椒	200 克
		虾仁	60 克
加餐	草莓	草莓	200 克

制订好食谱，就要考虑食谱如何落地。首先是采购食材，一份食材采购计划通常需要考虑两个方面的问题。

①多久采购一次，即购买频率。

②每次买什么、买多少，即采购食物的种类和数量。

食材的采购频率当然是越频繁越好，最好每天采购，每天都买新鲜的菜。但是考虑到大多数年轻人可自由支配的时间很少，那么每周采购 2 ~ 3 次最为合适，也就是每隔 2 ~ 3 天买一次菜。

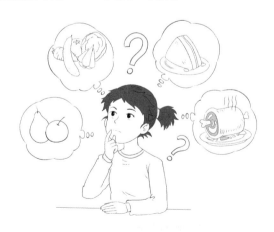

因为通常最娇气的绿叶菜，比如菠菜、油菜、生菜之类，通常在 3 天内吃完比较合适（冷藏情况下），如果放置时间过长，既会发黄变蔫，其中的维生素 C 会流失，亚硝酸盐的含量也会上升。

其他的蔬菜，如番茄、豆角、青椒、黄瓜之类，可放置时间更长一些，大约 4 ~ 5 天，所以每隔 2 ~ 3 天买一次菜，可以保证蔬菜的新鲜度，保证绿叶菜的摄入量。新鲜的肉类，通常冷藏（4℃）情况下也可以放置 1 ~ 2 天，所以 2 ~ 3 天买一次放入冰箱冷藏没问题。

2. 如何确定采购种类和数量

对于每次采购的食材种类和数量，只需要把几天内食谱中的所有食材相加即可。但有一点需要注意，食谱中的食物重量 ≠ 最终购买量。因为食谱中的重量大部分是"净重"，而我们购买时大部分是按照"毛重"计算的，所以就涉及对"可食部"的换算，不同食材的可食部不一样。

谷类、瘦肉、奶、豆制品的可食部约为 100%，一些鱼虾可以吃的部分只占总重量的 50% ~ 60%，而蔬菜和水果可食部差别也相对比较大。下面列出的是一个 1 人份的食材采购参考清单。

	米、面	尽量买小包装（≤ 5 千克）	除了白米白面，还可以买胚芽米、糙米、全麦粉……
	黑米	1 小罐	有条件也可以选择有机配方。
谷类	荞麦挂面	1 包	看配料表，买配料中只有荞麦粉或荞麦粉排名靠前的荞麦挂面。
	燕麦	1 大袋或者 500 克	买即食燕麦片、燕麦米或快熟燕麦片都可以，不要买加了植脂末和糖的麦片。
	玉米	1 ~ 2 根	紫玉米也可以。

薯类	2～3种	每种1～2个	土豆、紫薯、甘薯、芋头等。
杂豆	红豆、绿豆	一小袋或者一小罐	红豆、绿豆都可以，最好是小包装。
深色蔬菜	3～4种	每种400～500克	推荐西蓝花、油菜、菠菜、番茄、芦笋、紫甘蓝、圆白菜。
其他蔬菜	2～3种	每种250～300克	大白菜、茄子、萝卜、莴笋、丝瓜、冬瓜等。
水果	3～4种	每种300克以内	草莓、柑橘、车厘子、奇异果、蓝莓、火龙果、香蕉、西瓜等。
鸡蛋	1份	6～8个	不用买贵的，新鲜最重要。
肉类	1～2种	每种200克以内	推荐猪里脊、牛里脊，牛腱子、鸡胸肉，去皮鸡腿肉也可以。 可以两周买一次猪肝和鸭血补充铁元素。 不要买鸡翅、五花肉及太肥的排骨。 当天吃不完一定记得冷冻。
鱼虾	2～3种	每种250克以内	推荐虾和虾仁、三文鱼及其他各种淡水鱼，各种贝类也特别推荐。
豆制品	1～2种	每种1份	推荐南豆腐、北豆腐、豆腐干、腐竹。
奶制品	1～2种	共1升左右	巴氏奶、UHT常温奶或者酸奶。
食用油		小瓶	各大类植物油都可以。 注意炒菜不要用"特级初榨××油"。

通常建议大家日常膳食保证均衡，即尽可能从食物中获取营养素，但减肥人群确实更容易出现营养素缺乏的问题。

根据中国营养学会编著的《中国肥胖预防与控制蓝皮书》提供的信

息，肥胖人群通常会伴随诸多维生素和矿物质的缺乏，比如，肥胖人群的钙、铁、锌以及维生素 D、维生素 C 摄入不足。研究发现，钙的低摄入和肥胖关系密切。

除此之外，维生素 B_1、维生素 B_2 作为辅酶和能量代谢关系密切，肥胖患者还需要额外注意对 B 族维生素的补充。

蛋白质有助于提供肌肉合成的原料，如果能够摄入充足的蛋白质，往往可以减少减脂过程中的肌肉流失，高蛋白饮食通常饱腹感较强，而且食物热效应比较高，在消化过程中会带走更多的能量，因此摄入足量蛋白质非常重要。减肥期间建议每天摄入 1.2 ～ 1.5 克 / 千克体重的蛋白质，或者蛋白质供能占总能量的 15% ～ 20%。

不过，沉浸式减肥法挑选食材时已经优先选择了高蛋白食材，一般情况下不需额外补充。

膳食纤维的来源包括全谷物、豆类、新鲜蔬菜和水果，根据《中国居民营养与健康状况监测报告（2010—2013）》的数据显示，成年居民每天膳食纤维的摄入量约为 10.8。之前做过计算，沉浸式减肥法的饮食模板中大约可每日提供 15 ～ 20 克膳食纤维，基本上与推荐量 25 克 / 天 ～ 30克 / 天相接近。但如果你希望适当多补充一些膳食纤维，可以考虑利用膳食纤维制剂，只要不超过 40 克即可。

注意，补充膳食纤维前期，可能会有轻微的腹胀和排气症状，这些都属于正常现象。

目前，钙和维生素 D 与肥胖相关的研究越来越深入，研究显示，维生素 D 的缺乏可能和肥胖有关。一项荟萃分析（Meta 分析）指出，肥胖受试者的维生素 D 缺乏率比体重正常的人群高 35%，而相比于超重人群的缺乏率高 24%。换句话说，肥胖人群维生素 D 缺乏的患病率会更高。

研究显示，饮食中摄入钙和维生素 D 可能有助于调节去脂肪细胞凋亡、脂肪形成和脂质代谢，这些对于控制体重十分有益。另外，膳食中的钙摄入也会影响和增加粪便中的脂肪排出，对于维持能量平衡可能存在潜在益处。

目前，人们的钙和维生素 D 的摄入情况并不乐观，由于奶制品摄入不足（每人每日平均摄入量仅有推荐量的 1/10）导致钙摄入不足的成年人占比超过 95%。另外，虽然缺乏全国性的普查数据，但部分地区调研结果显示，维生素 D 的缺乏较为普遍，国人维生素 D 的整体摄入量并不乐观。

考虑到钙缺乏的普遍性，沉浸式减肥法的饮食模板中着重强调了奶制品的加入，以及对深色蔬菜和豆制品的摄入，但由于总能量的限制，尤其是在 A、B、C 三个饮食模板中仅包含一份奶制品（约 200 ~ 300 克），即使加上其他食材，钙的摄入量也仅能勉强达到 600 毫克左右，相比于 800 毫克的每日推荐量依然有差距，这需要通过补充剂获取。富含维生素 D 的食物来源有限，所以补充剂是最稳妥且高效的来源。

补充建议：各种形式的钙补充剂都可以选择，相比于单纯的钙剂，钙 + 维生素 D_3 的组合更适合减肥人士，推荐每天补充钙 200 ~ 300 毫克，维生素 D400 ~ 600IU。

市面上的钙补充剂五花八门，包括碳酸钙、醋酸钙、柠檬酸钙、乳酸钙和葡萄糖酸钙。

不同钙制剂在含钙量上差别比较大，比如，碳酸钙大约为 40%，柠檬酸钙为 21%，乳酸钙为 12%，然而这些钙制剂的吸收率都比较稳定，平均为 29% ~ 39%，其中碳酸钙的吸收率略高，大约为 39%。

(4) B 族维生素：可以补

建议在减肥时额外补充 B 族维生素。从全国性调查数据来看，大众非常容易缺乏 B 族维生素，根据 2010 年至 2012 年中国居民膳食维生素摄入状况调查显示，成人维生素 B_1 和维生素 B_2 的满足率仅为 28.0% 和 15.4%，B 族维生素在人体内发挥着重要的生理功能，尤其是维生素 B_1、维生素 B_2 作为辅酶，参与人体的能量代谢，即使超过需求量摄入也会随着尿液排出，不会损害健康。

补充建议：摄入后如果尿液呈现亮黄色不用紧张，这只是随尿液排出的维生素 B_2，对身体没有危害。

以前文提到的王女士为例，我们在她的饮食计划中加上了营养素补充剂，最终得到以下食谱。

餐次	菜品	食材	重量	备注
早餐	煮玉米	玉米（带棒）	200 克	
	煮鸡蛋	鸡蛋	1 个	
	热牛奶	脱脂奶	300 克	
加餐	蒸紫薯	紫薯	100 克	
中餐	黑米大米二米饭	黑米饭	70 克	
		大米饭	70 克	
	清蒸鲈鱼	鲈鱼肉	160 克	160 克指鲈鱼肉的重量，换算成整条鲈鱼大约是 320 克，即一条小鲈鱼。
	醋熘包菜	圆白菜	250 克	
	某品牌钙片	柠檬酸钙	1 片	含钙 250mg 维生素 D 400 IU
晚餐	燕麦粥	燕麦片	25 克	
	彩椒炒虾仁	彩椒	200 克	
		虾仁	60 克	
	某品牌膳食纤维	菊粉	1 条	含膳食纤维 8 克
加餐	草莓	草莓	200 克	
	复合 B 族维生素		1 片	

人体内含有大量的微生物，"大量"是什么概念呢？细菌的数量可以达到人体内细胞数量的 100 倍以上！这些肉眼不可见的微生物与人体存在着一种微妙的动态平衡，对健康的意义重大。其中，一定数量下对人体产生健康益处的活的微生物，被称为益生菌。

本书探讨的主要是与肥胖相关的内容，而人体内的微生物也很可能在人体的能量平衡中发挥着作用。肠道菌群不仅影响着饮食中的能量被如何利用，而且影响着宿主体内的能量消耗和存储。既然肠道菌群可能和体型存在关联，我们能不能通过额外获取益生菌和益生元的方法，改变肠道菌群，进而起到控制体重的作用呢？

针对"以补充益生菌以辅助治疗肥胖"这个问题已有多项临床试验，但总体结果并不一致。简单来说，一些实验显示出了益生菌的效果，另外一些并没有显示补充益生菌对肥胖有益。

有一些实验显示，补充含有益生菌的食物可能对人的体型有益，比如，日本的一项临床研究，研究对象是 210 名年龄在 35 ～ 60 岁的健康成年人，他们的特点是整体较为健康但内脏脂肪含量较高（即腹型肥胖）的。

研究将这些对象分为三组。第一组每天给予含有 10^7CFU 的乳杆菌 SBT2055（CFU 也叫菌落形成单位，数字越大说明其中的细菌数量越多，乳酸菌后面的是编号，正规益生菌都是"菌种名称＋编号"的格式）的酸奶；第二组同样给予含有乳杆菌 SBT2055 的酸奶，只不过只有 10^6CFU；第三组则作为对照组。这项研究持续了 3 个月（12 周）。研究结果显示，相比于对照组，摄入含有益生菌的参与者在内脏脂肪面积、BMI、腰围、臀围，以及身体脂肪量几个指标上都有显著的减少。

另外，益生菌制剂可能通过调整肠道菌群、影响某些激素分泌而产生辅助控制体重的作用。《英国营养学杂志》（*British Journal of Nutrition*）曾刊登一篇利用鼠李糖乳杆菌对肥胖女性干预的实验。结果发现，补充益生菌的那组超重肥胖女性在维持体重期，体重持续在下降，而安慰剂组（即没有摄入益生菌组）的女性则出现了体重波动，甚至出现了反弹。

但是，关于口服益生菌或益生元对超重和肥胖成年人的 Meta 分析显示，口服益生菌或益生元对于减少和降低腰围的作用非常小，对 BMI 和体重则没有影响。

也就是说，目前没有充足和可以信服的证据证明，超重和肥胖人群补充益生菌对控制体重有益处。换言之，大家千万不要把减肥的成功与否寄托在这些微生物上，控制能量才是最重要的原则。

具体在挑选益生菌时，可以遵循以下四个原则。

①选择有具体菌株名称＋菌株编号的菌种［比如，鼠李糖乳杆菌(LGG)＋HN007］。

②大多数益生菌制剂的数量最好达到 10^7CFU 级别才有作用。

③相比于单纯的益生菌配方，如果在益生菌的基础上加上低聚果糖、低聚半乳糖、低聚葡萄糖等益生元可能有更出色的肠道调节作用。

④酸奶 ≠ 益生菌，酸奶主要是补充钙和优质蛋白。

现代年轻人的工作压力越来越大，甚至连买菜做饭的时间都腾不出来，各种应酬和突发的工作，导致很多人饮食不规律。

近几年，代餐食品开始从之前的专业医用领域进入大众消费者的视野。人们不仅能看到代餐食品的广告，而且很多被肥胖问题困扰的人也会主动选择代餐食品。那么，代餐食品安全吗？吃代餐食品能减肥吗？长期吃会上瘾吗？

代餐食品（meal replacement）一般指用来完全替代正餐或者部分替代正餐的食物或饮料。目前并没有相关的国家标准，只有中国营养学会的团体标准。按照"团标"，代餐食品又分为"代餐食品"和"部分代餐食品"。两者的区别在于，代餐食品可以完全满足成年人某一餐的营养需要，而部分代餐食品只能替代某一餐中的部分食物。

从形式上看，常见的代餐有代餐饮品、代餐粉、代餐棒（如蛋白棒和坚果棒）等形式。对于很多工作忙碌、无法自行制备三餐又希望控制饮食从而减少体重的人而言，代餐是一个可选项。

相比于一般食物，代餐有以下特点。

● 易购性和高……性：大部分代餐……在手机……商平台上，……可……送到门口。

● 营养……：……工……加工……，……各项……代……素是经过科学，相比于其他，更……对日常……能量的……摄入的……。

● 高饱腹感：代餐食品中……添加了较多的蛋白质和膳食纤维，能有……的控制进食，……生更长时间的饱腹感。

● ……为……健康，……为……减肥者的……营养，很多……代……食品……素……，……均……在其中添加……的多种……结构的膳……，以满足……身体的……需求。

2.代餐食品真有减肥效果吗

大家最关心的是吃代餐到底能不能减肥？答案是能。

代餐能让人变瘦，但其原理并不神奇，本质上还是通过制造能量差达成的。

举个例子，你之前早餐、中餐、晚餐分别摄入500千卡、600千卡、500千卡的能量，而选择含有代餐食品的饮食计划后，中餐和晚餐可能分别只有300千卡，这样一下子就多出将近500千卡的能量差值，坚持一段时间后体重肯定会下降。

但是只是能量低还不行，通常能量低的食物饱腹感有所欠缺，所以多数代餐都能提供更强的饱腹感。大部分代餐食品都比一般的食物含有更高的蛋白质和膳食纤维，这两者对于减肥人群至关重要。

充足的蛋白质既可以减少饥饿感，还可以延缓肌肉流失，而膳食纤维则有利于降低整餐的血糖水平，延长饱腹感。这样的配方就意味着，虽然用代餐替代原来的饮食后，每餐的能量少了约 300 千卡，但很可能因为高蛋白质和膳食纤维的存在，让人完全不会感到饥饿。

代餐的其他优势在于能量和营养素更模块化，每个模块的能量和各种营养素也更为固定，所以把代餐放在减肥方案中，执行时更方便控制能量。你只需要吃下一块代餐棒或喝一瓶代餐粉冲泡的液体，就会很清楚摄入了多少能量。而如果是吃饭或吃菜，如果多吃一口或少吃一口，或者对食物分量估计不准确，都有可能错误估计真实的摄入量。

对于一些全天能量摄入水平较低（如 1200 千卡）的减肥者，有时单纯依靠三餐饮食既容易饥饿，也容易因为食物挑选时的苛刻原则而导致营养不良。但是如果选择代餐替代一部分食物，基本不会有饥饿的问题。对于这个能量需求水平的女性来讲，一份 200 ~ 300 千卡的代餐往往可以提供 2 ~ 3 小时甚至更长时间的饱腹感。

大多数代餐可以提供钙、铁、锌及维生素 B_1、维生素 B_2、维生素 C 等，对于预防因长期控制饮食而带来的营养不良帮助很大。一些研究显示，在活力、情绪以及健康的感知方面，通过摄入代餐来减肥感受可能会更加明显。

不过，代餐食品并不是神奇的东西，它只是一种精心预搭配的食品而已。真正让人瘦下来的，本质上还是能量差。想要健康且可持续地瘦下来，必须伴随营养与健康指导、锻炼、持续性的学习和生活方式的改善等。

代餐食品只是减脂中的一个环节，或者说是工具，从来不是全部，绝不能过分依赖。通过了解食物的营养属性，多选择营养素含量高而能量低的食物，对减轻体重的影响也很大。

由于代餐食品既方便又有效，使得很多人过分依靠它来减肥，从而忽略了对减肥过程中饮食行为习惯的改变。而之后一旦不吃代餐食品，就很可能会因为忽视对生活方式的改变而影响减重效果甚至出现体重反弹。

面对各类宣传，大家需要警惕某些商家对于代餐食品"功效"的过分夸大，更需要警惕互联网商城中一些商家给予的"专业指导"，尤其是那些告诉你只吃代餐就能瘦得又快又好的商家，多数都是在欺骗消费者。

4. 什么样的代餐食品更值得选择

目前由于缺乏国家标准，代餐食品行业鱼龙混杂，质量参差不齐。不过总体上，大品牌、营养组成合理、口味好是代餐的基本要素，单餐价格在 20 ～ 30 元的代餐食品在市场上很常见。

从营养组成的角度看，优质的代餐应含有丰富的蛋白质、膳食纤维以及各种微量营养素，而这些元素都可以从配料表中一窥究竟。比如，蛋白质的来源可选择大豆蛋白和乳清蛋白中的一种或两种，膳食纤维成分来源为圆苞车前子壳、菊粉，至于各种维生素和矿物质，尤其是减肥人群容易缺乏的维生素 A、维生素 D，B 族维生素、维生素 C、钙、铁、锌等，均按照国家相关标准进行添加。

买到代餐食品后，可以参考食用说明确定每一餐的摄入量，再结合其营养成分表计算出每餐代餐食品所提供的某种营养素。

如果某个产品推荐你某一餐或者两餐只吃他们的代餐食品，则属于"完全代餐"，挑选时可以参照下面的表格。

能量	200 千卡	400 千卡
蛋白质	所提供能量不低于总能量的 25%	所提供能量不高于总能量的 50%

膳食纤维	5 克	12 克
维生素 B_1	0.4 毫克	无特别说明
维生素 B_2	0.4 毫克	无特别说明
维生素 C	30 毫克	无特别说明
钙	260 毫克	无特别说明
锌	3 毫克	7 毫克

（资料来源：中国营养学会发布的团体标准 T/CNSS 002—2019《代餐食品》。）

如果一些产品需要搭配其他食物才能组成某一餐，就是部分代餐食品，可以参考下面的表格。

能量	80 千卡	200 千卡
蛋白质	提供能量不低于总能量的 25%，且最少不低于 8 克。	提供能量不高于总能量的 50%。
膳食纤维	2 克	12 克
维生素 B_1	0.2 毫克	无特别说明
维生素 B_2	0.2 毫克	无特别说明
维生素 C	30 毫克	无特别说明
钙	260 毫克	无特别说明
锌	1.5 毫克	无特别说明

（资料来源：中国营养学会发布的团体标准 T/CNSS 002—2019《代餐食品》。）

当然，无论哪种代餐食品，都不能真正代替三餐哦。

代餐食品相对安全，我国的代餐都属于食品范畴，食品分类大多属于含乳饮料、固体饮料和冷制糕点，长期吃对身体没有危害。不过，代餐食品目前并没有统一的国家标准，各种产品质量一言难尽，所以更推荐大家从线下超市或靠谱的线上商城购买更为稳妥。

我们并不推荐顿顿吃代餐，因为食物中除了营养素，依然有可能存在有益成分，所以医学界通常推荐用代餐来替代每日的其中一餐或者两餐，不建议代替一日三餐。孕妇、哺乳期女性和儿童通常不建议吃代餐食品来减肥。

以某品牌代餐食品为例，搭配的减肥食谱如下。

350 千卡	15.6 克	32.4 克	15.4 克	9.9 克	280ugRE	3.7ug
维生素 C	维生素 B$_1$	维生素 B$_2$	钙	钾	铁	锌
42 毫克	0.49 毫克	0.49 毫克	160 毫克	114 毫克	5.1 毫克	3.98 毫克

早餐	代餐 R	1 份	350	15.6
中餐	代餐 R	1 份	350	15.6

	谷薯类	1 份	90	2
	蔬菜	0.5 份	45	0.5
晚餐	肉蛋类	2 份	180	18
	大豆类	1 份	45	9
	油	0.5 份	90	0
加餐	水果	0.5 份	45	1
	蔬菜	0.5 份	45	0.5
总计			1240 千卡	62.2 克

注：每一份食物的分量大致为：

主食：相当于大米、小米、黑米、小麦粉等 25 克的重量（生重）。

蔬菜：相当于 500 克菠菜、鸡毛菜和茼蒿（生重、可食用部分）。

水果：相当于 200 克苹果、梨子和桃子（生重、可食用部分）。

肉蛋类：相当于 1 个完整的鸡蛋，50 克瘦肉（生重）或者 100 克虾（生重，可食用部分）。

油：相当于 10 克植物油。

減肥时，"少吃多动"是不变的道理，即控制进食的同时适量运动。那么，两者对于减肥的重要性到底占比多少呢？是不是所谓的各占50%呢？

目前学术界对于"吃"和"动"二者所占的大致比例划分是7：3，即控制能量摄入大致影响体型的70%，而运动则影响30%。但是，30%并不代表不重要，沉浸式减肥计划的制订中，包括运动计划。

我们经常能看到身边很多女性为了减肥什么都愿意做，就是不愿意运动。她们甚至认为吃得再少（甚至不吃）都可以，就是千万别运动。

我曾经问过原因，答复是一方面害怕运动会让自己变成"肌肉女"，让小腿、胳膊变粗，变得不够好看，另一方面就是本身不爱运动，觉得运动太累，希望躺着就能瘦下来。

所以幻想不运动而单纯通过过度节食来减肥会让身体长时间处于能量不足的状态（每天能量摄入小于 800 千卡），在这种状态下身体会不得已分解肌肉等来供能。长此以往，瘦体重下降得飞快，肌肉丢失严重，脂肪却没怎么少，结果看上去"虚胖水肿"。在这种情况下，如果再蛋白质摄入不足，脱发、抵抗力下降、精力不济都有可能发生……

相比于单纯通过控制饮食去减肥，"适量运动 + 饮食控制"的优势十分明显。

最大耗氧量	降低	改善
瘦体重（去脂体重）	损失	少量流失 / 保持 / 增加
体脂肪	流失少	流失多
营养缺乏风险	风险高	相对不容易发生
肌肉和韧带力量	降低	肌肉张力和韧带力量改善
体力	下降	改善，耐久力更强
静息代谢率	下降	保持或增加
血清 HDL—C	下降	提高
减重计划	不易坚持	相对容易坚持
反弹	容易发生	一般不会发生

（资料来源：陈春明，孔灵芝 . 中国成人超重和肥胖症预防控制指南 [M]. 北京：人民卫生出版社，2006.）

（注：HDL-C 为高密度脂蛋白胆固醇。）

定期运动不仅可以帮助我们消耗能量，还会给健康带来诸多益处。

①保护心血管、降低心血管疾病风险：运动可以改善血液循环，增强心肺功能，进而减少患心血管疾病的风险，定期运动也有助于降低血压和血脂水平。

②管理血糖和胰岛素水平：运动能促进糖原分解，进而帮助胰岛素更好地发挥作用，降低血糖，可以减少患 2 型糖尿病的风险。对于受糖尿病困扰的朋友，运动有助于控制血糖水平。

③改善情绪和调整心态：运动可以产生神经递质，起到改善情绪并促进情绪放松的作用，经常户外活动还有助于合成维生素 D，对情绪具有一定的调节作用。

④强化骨骼和肌肉：青少年时期的定期运动有助于促进骨骼和肌肉发育。随着年龄的增大，运动可以延缓骨质的流失，进而降低骨质疏松的风险，这点对于女性而言，非常重要。

⑤降低患癌症的风险：目前研究认为运动可以降低患结肠癌、乳腺癌、子宫癌和肺癌的风险。

⑥改善睡眠：运动后的适度疲劳感可以让人更快入睡，睡得更踏实。

一份不可或缺的完整"运动处方"

当我们了解了运动的好处之后，就可以制订运动计划了。一份完整的运动计划，必须包含运动类型、运动强度、运动时间。

有氧运动是运动处方的基础，也是每日能量消耗的主要途径。从定义上看，有氧运动通常指身体以氧气供应充足的形式来完成的运动类型的总和，包括快走、慢跑、游泳、太极拳、骑车、羽毛球、篮球等。由于运动时间通常超过若干分钟，再加上会调动身体各个部分的大肌肉群，有氧运动也因此被称为耐力运动。

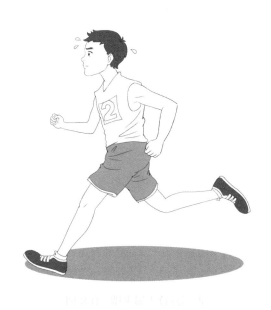

对于大部分人来说，有氧运动是最容易上手且比较容易坚持的运动类型，在运动中，充足的氧气供给也有利于体内脂肪的消耗。所以，在几乎所有的运动处方中，有氧运动都是必不可少的环节，只不过具体的运动强度、时间和频率，需根据个人情况进行调整。还有一些证据表明，规律的耐力运动可以增加人体对于肌肉和血液中游离脂肪酸的利用。换句话说，有运动习惯的人更容易消耗脂肪。

抗阻运动，即身体为了对抗某些外界阻力而进行的运动，也叫肌肉强化运动。运动过程中，肌肉会由于对抗阻力而产生收缩，进而消耗能量。

抗阻运动最重要的作用在于对肌肉力量和耐力的维持与增加。在绝大部分减脂过程中，或多或少会存在瘦体重流失的问题，适当的抗阻运动能够维持甚至增加肌肉力量，减少由于肌肉流失导致的静息代谢下降，这也是我们一直强调的"维持易瘦体质"。

有一个观念需要转变，很多人认为抗阻运动的门槛很高，需要前往健身房或聘请专门的健身教练。实际上，能够给予肌肉足够对抗的物体都是阻力的来源，而对抗这些物体的运动都可以被称为抗阻运动。

抗阻运动既可以通过健身房里的举重机、自由重量器进行，也可以是自家用哑铃、弹力带甚至装满水的矿泉水瓶进行。还有一些抗阻运动是利用自身体重的负重，俯卧撑就是非常典型的例子。

抗阻运动是个人减脂计划中非常重要的环节。

(3) 拉伸运动——减脂辅助

拉伸也称伸展运动，就像跳广播体操一样，伸展运动通常在第一节和最后一节，目的就是在运动前和运动后均对肌肉进行拉伸和放松，进而降低运动过程中肌肉受伤的概率。

不过从运动类型看，伸展运动对于能量消耗的贡献十分有限，它更多地穿插在久坐的过程中，一些拉伸运动还有利于调整体态，让外貌焕然一新。

(4) 非运动性热消耗——久坐族的福音

你听说过 NEAT（Non-Exercise Activity Thermogenesis），也就是非运动性热消耗吗？不同于花费时间和精力去做的运动，NEAT 指日常生活中几乎所有由于活动而带来的能量损耗。运动是主观选择的，而活动多是被动的，往往穿插在我们的生活、学习和工作中。

非运动性热消耗是减肥过程中能量消耗的重要途径，因为它的时间实在是足够长，对于大多数人来讲，除去睡眠外，每周可能有 110 小时左右都处在一定的活动状态下，这种能量消耗很多。

很多时候能量消耗就在不经意间产生，比如，起身上厕所、打电话时来回踱步、站立工作等，这些都会额外增加能量消耗，所以一些并不被我们在意的改变，可能很大程度上在增加能量消耗。

一个大约 65 千克的人坐在办公室工作，每小时会消耗大约 102 千卡能量。但是如果站立时做相同的工作，每小时则消耗 174 千卡能量，整整多出 70% 的能量消耗。所以，我们可以有意无意地通过增加身体的积极状态来消耗能量。

NEAT 是我们不得不去做的一些事所消耗的能量。比如，做家务，包括叠被子、做饭、洗衣服、打扫卫生，这些是客观存在的。为了增加 NEAT，鼓励大家多承担家务，不仅能增加能量消耗，还能减轻其他家庭成员的负担，有助于营造良好的家庭氛围。

总之，对于 NEAT，我总结出这样一句话："能坐不要躺，能站不要坐，能动不要站。"以下是一些增加 NEAT 的小技巧。

沿着大厅步行或步行上下楼梯。	在看电视、上网购物、工作等其他可行的情况下，尽可能保持站立或缓慢走动。
安排全天短途步行。	打电话时来回踱步。
选择活跃的休闲活动。	将汽车停在较远的地方，然后步行去上班。

怎样运动才能有最好的减脂效果呢？我们不妨参照权威机构——美国运动医学会（ACSM）的建议：健康成年人每周至少进行 5 ~ 7 天，每天 30 分钟左右，共约 150 分钟左右中等强度以上的有氧运动。但这样的运动仅仅能维持现有体重水平，如果寄希望于显著减轻体重，每周最好进行 250 分钟以上中高强度的有氧运动。

当然，对于大部分平常上班久坐不动，下班几乎不运动的人来讲，一开始就要求每天运动半小时并不现实，所以循序渐进非常重要。前期的运动量不要太大，先从养成运动习惯开始。

第一种评价强度的方法是按照 MET 值，1MET 指的是人体在静态下的能量消耗值。不同运动有不同的 MET 值，中等强度大约在 3 ~ 6MET，大家只需要查询常见运动方式的 MET 值再选择就可以。(注：MET 值代表"能量代谢当量"，具体参见第一章。)

第二种评价运动强度的方法是测心率。通常运动过程中的心率在最大心率的 64% ~ 76% 就算中等强度，最大心率的计算公式如下：

中等强度运动下的实时心率 ＝（220－ 年龄）× 64% ~（220－ 年龄）× 76%

举例：我今年 30 岁，对应中等强度运动下的心率值应为：（220-30)× 64% ~ (220-30)×76%。即运动时心率在 122 次 / 分钟 ~ 144 次 / 分钟之间，恰好是中等强度运动。

如何测算即时心率呢？一是直接依赖某些智能设备，比如，手环、手表上的即时心率显示；二是估计，比如，在爬山过程中，如果感受到些许疲劳，说明运动已经不是低强度了，为了验证运动强度，可以停下来记录接下来 15 秒的脉搏数，再用其乘 4，就可以估算出运动中的即时心率。

第三种方法来源于主观评估，首先是自我感觉"尚且轻松但有些吃力"，比如，能够连续说话，但是不能唱歌的时候就算中等强度运动。

除了保持运动量外，积极的生活状态同样重要。这代表着，我们需要减少现在年轻人每天最常做的一件事——坐。现代人多数长期对着电脑工作，每天坐在电脑前至少 6 ~ 7 小时，这种行为会给健康带来巨大的风险。

久坐不动的危害到底有多大？你听过"沙发土豆"这个词吗？这在国外指的是一种"久坐不动"的生活方式。即每天回到家就躺在沙发上看电视或玩手机，上班也是坐在电脑前，剩下的时间几乎都在睡觉。这种生活方式中，几乎没有任何运动。

久坐的危害已经越来越被大家所认知，比如，久坐会减少能量支出而导致肥胖和肌肉丢失，影响静息代谢和血液循环。发表在《自然》(Nature)上的一篇文章也表明，久坐的时间越长，腰围越大，患心血管疾病的风险越高。

相信你一定见过这样的说法：运动前 30 分钟，人体以糖原为能量消耗来源，只有运动 30 分钟后糖原消耗完，才开始消耗脂肪，所以每次运动一定要坚持 30 分钟以上，这样才能保证消耗的是脂肪。

这种说法，乍听起来十分有道理，但其实仍缺乏科学依据。

人体的能源系统十分复杂。从运动刚开始，脂肪就开始供能，而且在强度较低的状态下，脂肪反而是能量的主要来源，只不过随着运动强度的增加，尤其是达到较高的运动强度（耗氧量达到最大耗氧量的 60% ~ 65%）后，脂肪的供能比例会有所下降，而糖原成为能量的主要来源。

尝试多承担一些家务。

下载手机 App 观看健身视频，最好随着视频一起运动。

在家附近散步，如果喜欢宠物也可以遛宠物。

打电话时站起来或者步行，别坐下来。

购置一些家用健身器材，比如，瑜伽球、运动垫、弹力带和哑铃。

从椅子上站起来，每小时至少走动一次。

打电话时站立或者步行。

上班的时候走楼梯而不是乘坐电梯。

在休息或午餐时间之后散步 30 分钟左右。

把车停在距离上班远一点的地方，步行去单位。

根据自身的运动习惯，评估自己属于久坐不动人群（A 类）、不怎么运动人群（B 类）、有运动习惯人群（C 类）、运动达人（D 类）中的哪一类，不同分类标准如下。

①参考 WHO 的标准，每日坐的时间 ≥ 10 小时为久坐。

②每日微信步数 ≤ 4000 步。

③每周几乎不运动（主动运动次数≤1次）。

④习惯：能坐不站，能躺不坐。

①微信步数≤6000步。

②运动习惯：每周运动次数≤2次。

③能有意识地增加活动量，比如，坐1小时起身活动一下，但不会主动运动。

①微信步数≥8000步。

②有定期运动的习惯，每周至少保持1～2次主动运动，每次30分钟左右。

③几乎每天都有运动的习惯。

④不讨厌做家务和活动，也不反感增加活动量。

①微信步数≥10000步。

②每周进行3次以上运动，每次30分钟以上。

③每周会进行2次以上的抗阻运动。

④有定期去健身房的习惯。

⑤以上4条达成3条及以上。

不同于很多详细且丰富的运动计划，沉浸式减肥更注重运动"处方"的完成度。制订的原则是：比当前阶段能量消耗增加200～300千卡／天，并以2周为一个周期逐步调整，最终在一定时间后达到ACSM和WHO推荐的"运动状态和习惯"。

举个例子，如果你现阶段属于A类人群，建议先按照运动处方A来执行，坚持 2 周后如果身体可以适应，再尝试改成运动处方 B。如果改成运动处方 B 后觉得身体不能适应，仍可以按照运动处方 A 执行。

下面分别列出了运动处方 A、运动处方 B、运动处方 C、运动处方 D 及对应的不同运动方案，其中以方案 A 最为简单易行，而方案 B、C、D 中的运动消耗会越来越高，难度也逐渐增加。

（1）久坐不动人群运动处方 A，对应方案 A。

这类人群需要将身体状态从静态调整到活跃状态。针对久坐不动人群，并不要求一开始就完成足够的运动量，可以先对运动有所感知，克服对运动的恐慌，愿意活动比主动运动更重要，具体方案如下。

久坐不动人群运动处方 A

活动类型	有氧运动	非典型性热消耗（NEAT）	其他
频率	每天	每天	①尽可能减少久坐时间。
强度	中低强度（即感觉很轻松、不疲劳）。	中等强度	②久坐时间减少到每天 8 小时以内。
持续时间	全天微信运动步数大约为 6000 步以上。	多承担 30 分钟家务。	③站立办公，每坐 1 小时就起来喝水、如厕。
活动建议	—	拖地、园艺工作、叠被子、做饭。	
特别说明	饭后 10 分钟一定不要坐下来。		

注意事项：

①每天微信步数达到 8000 步，保证最基础的活动量，且保证饭后 10 分钟一定不要坐下来。

②下列选项至少选择 1 项完成。

◦ 每天多承担 30 分钟家务，比如，拖地、叠被子、做饭等。

◦ 接电话时来回快步走（达到 20 分钟 / 天）。

③此阶段不把抗阻运动设为必选项，但依然建议大家做一些力量训练。

一般不怎么运动的人会表示可以接受活动，但不愿意花时间去主动运动，主要是因为还没有养成运动习惯，所以最重要的就是养成习惯。

频率	每天		每周2次	每天	
强度	低强度（即感觉很轻松、不疲劳）。	中等强度（略有呼吸加快，但不感觉到累）。	中等强度	中等强度	①尽可能将久坐时间缩短，减少到8小时以内。②站立办公，每坐1小时起来喝水、如厕。
持续时间	6000步	3000步（约15分钟）	30分钟	每天多承担30分钟家务。	
活动建议	基础活动量	快走	球类、游泳、自行车、太极拳等。	拖地、园艺工作、叠被子、做饭。	
特别说明	饭后10分钟一定不要坐下来				

注意事项：

①每天微信步数达到9000步，其中6000步为基础活动量，3000步为稍快一些的走路，呼吸均匀但有些费力（大约15分钟），并且保证饭后10分钟一定不要坐下来。

②每周的运动次数尽可能达到2次以上，每次30分钟，可选择各种球类、游泳、骑自行车、打太极拳等。

③下列选项至少选择1项完成：

每天多承担30分钟家务，比如，拖地、叠被子、做饭等。

接电话时来回快步走（达到20分钟/天）。

每天上午做20个开合跳。

这类人群本身有运动习惯，也不拒绝活动量的增加，所以可以考虑维持运动量并适当提升强度和活动量。

活动类型	有氧运动		阻抗运动	非运动热消耗(NEAT)	其他
频率	每天		每周 3～5 次	每周 2 次	每天
强度	低强度（即感觉很轻松、不疲劳）。	中等强度（略有呼吸加快，但不感觉到累）。	中等强度		中等强度	①尽可能将久坐时间减少到 6 小时以内。②站立办公，每坐 1 小时起来喝水、如厕。
持续时间	7000 步	5000 步（约 25 分钟）	30 分钟	每次进行 2～4 组，每组 8～12 次。	每天多承担 30 分钟家务。	
活动建议	基础活动量	快走	球类、游泳、自行车、太极拳。	仰卧起坐、俯卧撑、小哑铃举重、弹力带。	拖地、园艺工作、叠被子、做饭。	
特别说明	饭后 10 分钟一定不要坐下来			最好涉及所有肌肉群		

注意事项：

①每天微信步数达 12000 步，其中 7000 步为基础活动量，5000 步为速度稍快一些的走路，即呼吸均匀但有些费力（大约 25 分钟），并且保证饭后 10 分钟一定不要坐下来。

②尽可能每周运动次数达 3～5 次以上，每次 30 分钟以上，可选择各种球类、游泳、骑自行车、打太极拳等。

③尝试力量训练，包括每周至少进行 2 次力量训练，最好能涉及所

有肌肉群，仰卧起坐、俯卧撑、小哑铃举重、弹力带等都可以，每次进行2～4组，每组8～12次。

对于运动爱好者而言，进一步增加运动强度或时间可能造成运动量过高，导致运动风险，所以建议以调整运动结构为宜，或更多地把能量控制放在"饮食"板块。

频率	每天		每周 5～7次	每周 2～3次	每天	
强度	低强度（即感觉很轻松、不疲劳）。	中等强度（略有呼吸加快，但不感觉到累）。	中等强度		中等强度	①尽可能减少久坐时间，减少到6小时以内。②站立办公，每坐1小时起来喝水、如厕。
持续时间	7000步	5000步（约25分钟）	30～60分钟	每次进行2～4组，每组8～12次。	每天多承担30分钟家务。	
活动建议	基础活动量	快走	球类、游泳、自行车、太极拳。	仰卧起坐、俯卧撑、小哑铃举重、弹力带。	拖地、园艺工作、叠被子、做饭。	
特别说明	饭后10分钟一定不要坐下来			最好涉及所有肌肉群。		

注意事项：

①每天微信步数达12000步，其中7000步为基础活动量，5000步为稍快一些的走路，即呼吸均匀但有些费力（大约25分钟），并且保证饭后10分钟一定不要坐下来。

②尽可能让每周中等强度的有氧运动次数达到5～7次以上，每次

30 ～ 60 分钟以上，可选择各种球类、游泳、骑自行车、打太极拳等。

③每周至少进行 2 ～ 3 次全身力量训练，最好能涉及所有肌肉群，仰卧起坐、俯卧撑、小哑铃举重、弹力带等都可以，每次进行 2 ～ 4 组，每组 8 ～ 12 次。

④每周做 2 ～ 7 次伸展运动，用来缓解肌肉紧张，每个肌肉群重复 2 ～ 4 次，每次 15 ～ 30 秒，如拉伸、瑜伽等。

运动对于能量的消耗，并不仅仅在于运动过程中，运动结束之后，由于代谢的增加，也会增加能量消耗，使得活动的热消耗提升，这叫作运动后过量氧耗（EPOC）。

对很多人而言，EPOC 其实就是梦寐以求的"我不运动也能消耗更多能量"的状态，但这是在之前运动基础上得来的。简单来说，没有前期的能量付出，就没有后期能量额外多消耗的回报。

想要 EPOC 更多，要保证运动时间，但前期的运动强度和后期的能量额外消耗有密切关系，当我们保证中等或比较高的运动强度时，随着运动时间的增加，运动后带来的能量消耗值也会增加，这个数值大概为运动时能量消耗的 6% ～ 15%。

正如我在前文关于"易瘦体质"中所提到的，哪有什么"连喝水都胖"，也不存在天生的"躺着都瘦"，更多的还是来自之前运动的强度大小。所以如果希望产生更多的运动后过量氧耗，不妨尝试一些抗阻力和高强度的间歇性运动。

每次开始运动前最好进行 5 分钟左右的放松，通过热身充分调动整个运动系统，提前让关节和肌肉适应运动状态。

运动后的放松主要是为了帮助心率和血压恢复，同时减少由于高强度运动所带来的乳酸堆积。

运动时应遵循"量力而行，循序渐进"的原则，尤其是如果突然提升运动强度、增加运动时间，很多之前缺乏运动的朋友很难适应，这也是为什么在沉浸式减肥法中，哪怕在前期牺牲运动方案中的能量消耗，也要帮助大家保证适应度，以规避可能出现的运动风险。

当然，对于中老年人群，尤其是存在心血管疾病的高危人群来说，运动计划的安全性必须考虑。如果希望进行更高强度的运动，最好接受医学、运动和营养学专业人士的指导和监督。

选择合适的运动装备很重要。如果选择快走或慢跑，需要一双跑鞋和一套运动服，最好还能搭配一个运动手环或一块运动手表，用来监测运动强度、时长和即时心率。

HIIT 的学名叫作高强度间歇性运动。顾名思义，就是把之前连续性的运动，转化为更高强度，但是存在一定间歇周期的运动。通常一个 HIIT 周期包含"强度高—强度低"两个阶段，按照一定的频率不停地循环。

例如，在借助固定自行车运动的情况下，可以全力蹬车8秒，然后恢复到慢骑12秒，一共20秒，反复20个来回。除此之外，也可以在跑步、游泳时以接近80%的最大心率跑步和游泳1分钟，然后恢复到50% ~ 60%的心率跑1分钟，完成4 ~ 8组这样的运动也算HIIT。

这种运动方式的优势在于可以节省时间，相比于均匀的有氧运动，如慢跑、游泳之类，每天推荐的运动时间往往都在30分钟以上，HIIT的强度更高，但运动时间可以更碎片化。

HIIT最大的特点在于可调动自身较高的运动强度，使得人在之后的一段时间额外的氧耗更多，类似于运动时能消耗更多能量，运动过后还能比一般情况消耗更多。当然，想达到这个"买一赠一"的效果，前提是必须保持中等以上强度的运动。

HIIT的运动强度通常比较高，一般缺乏运动基础的朋友执行时会感觉比较累，而且很有可能会因为缺乏正确的方法而造成运动损伤，尤其是造成心血管负担。

我的建议是"能者为之"，尤其对于"有运动习惯"或者"喜爱运动"的人，非常推荐HIIT。

水是生命之源，也是人体内含量最多的物质，负责物质运输，能量调节和器官、关节的润滑。减肥过程中，必定涉及能量控制，身体内的水分或多或少会丢失，所以，保证充足的饮水量，对于减肥过程中人体成分的维持至关重要。关于减肥期间水分的摄入，以及饮料的挑选，非常值得了解。

　　膳食指南中建议，低体力活动的成年男性每天喝水量应达到1700毫升，低体力活动的成年女性每天应达到1500毫升，才可以保证体内水平衡。

　　在减肥这个特殊阶段，水应该怎么喝呢？通常减肥期的饮水量要高于普通人群，达到 2000 毫升以上，最高可以达 3000 毫升，这个量包括全天所喝的所有白开水、汤和饮料的总量，但不包括食物中的水分（如黄瓜、番茄中的水分）。

2000 毫升的水大约相当于 8 杯水（以容量为 240 毫升的标准杯为例），考虑到喝水时杯子的容量不同，建议大家估算或者测量杯子的容量，然后换算出每天具体需要喝的杯数。

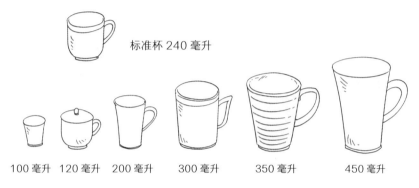

标准杯 240 毫升

100 毫升　120 毫升　200 毫升　　　300 毫升　　　350 毫升　　　450 毫升

2. 保证喝水频率，千万不要等渴了再喝

除了保证喝水量外，定时定量地喝水也很重要。有的朋友忙起来往往会忘了喝水，甚至一上午也喝不上几口，只有口渴了才想起来喝。但通常情况下，当人体产生渴的感觉时，已经达到比较缺水的状态了，所以要养成定时多喝水的习惯。比较原始的办法是在手机或者智能手表上设定闹钟，每 40 分钟到 1 小时响一次，提醒你坐的时间太长了，应当起身活动一下，喝点水或者上厕所。

买定时器或者设定闹钟也是比较好的办法，把 40 分钟作为一小段工作时间，到时间就强制休息 5 分钟，喝水或上厕所。同时，根据排尿情况评估饮水量：如果上厕所时尿液呈现透明色，排尿量比较大，说明喝水充足；如果尿液呈现黄色甚至暗黄色，尿量比较少，说明水喝少了，最好立刻把水补起来。

在办公室里可以准备一个容量大的水杯，越大越好。出门工作或者游玩的时候，也可以带一个较大的水杯，这样每次喝的时候，可以喝得更多。如果选一个颜值高的杯子，每次喝水也能变得开心起来。

首先，减肥时推荐喝白开水、纯净水、矿泉水、矿物质水，喜欢哪种就喝哪种，无糖无甜味的纯气泡水也可以选择。

淡茶水也推荐（淡茶水相当于在 200 毫升水中加入 4 克左右绿茶），其中含有的茶多酚对于能量消耗还有一定帮助。研究发现，茶多酚中的 EGCG（一种多酚类物质）有助于维持体重，这可能是因为其与咖啡因结合后会增加脂肪氧化从而利于减脂。

柠檬水也是不错的选择，在浸泡过程中，柠檬中的维生素 C 和部分有机酸会融入水中。除此之外，各种带有芬芳气味的花茶也可以选择。

不过需要强调的是，这些浸泡的茶类饮料或水果茶只是一种提供味觉的饮水方案。也就是说，选择它们就是为了让你在反感白开水时，能够喝一些有滋味但几乎没有能量的水而已，并不一定代表它们对减肥真有什么帮助。

我们喜欢喝的含糖饮料，无论是其中的蔗糖（白砂糖），还是果葡糖浆、玉米糖浆、果糖（结晶果糖）等，包括蜂蜜、果汁，都能提供甜蜜和幸福的味道，而这些糖都属于世界卫生组织认定的"游离糖"的范畴。

游离糖在体内吸收速率极快，甚至可以瞬间增加体内的血糖水平，从而逼迫胰岛素拼命工作，如果不能即时消耗，其中的很大一部分会直接变成脂肪被存储起来。更可怕的是，这些含糖饮料中除了糖分几乎没有其他营养素，属于典型的"空热食物"，不仅增加能量负担，还没有饱腹感，根本无法满足减肥过程中的营养素需求。

为什么含糖饮料这么可怕？是因为它会在不知不觉中让人摄入过高的能量，吃得简单但消耗特别难。我们曾经尝试将一些常见规格饮料中的糖分和能量换算成方糖数量，同时，以成年人步行 1000 步消耗 32 千卡为标准，反推出需要走多少步才能消耗掉一瓶饮料中含有的能量。

学会认清饮料中的含糖量，拒绝含糖饮料是每个减肥人的必修课。如果一定要喝，请务必选择低糖或者无糖饮料，比如，某些 0 卡的茶饮料。根据 GB28050—2011《预包装食品的营养标签通则》的要求，低糖饮料中每 100 毫升的含糖量不高于 5 克。即便如此，一瓶 500 毫升左右的低糖饮料依然含将近 100 千卡能量……所以，坚决拒绝这些让你暗自长胖的含糖饮料吧。

有人会问，果汁尤其是鲜榨的果汁会不会更健康呢？不一定。对于减肥的人而言，果汁和其他含糖饮料都不推荐。为什么可以吃水果，不可以喝果汁？原因是水果在榨汁过程中，其维生素 C 被氧化了大半，膳食纤维也几乎都损失掉了。最重要的是，果汁的饱腹感远低于水果，一次吃 6 个橙子一般人肯定吃不下，但是用 6 个橙子榨出的果汁一口气就能喝完，而且 6 个橙子的糖分几乎都在这一杯果汁中。

所以，果汁并不是水果营养的浓缩，而是水果中糖分的浓缩，为了控制体重，千万不要想着喝果汁能减肥。

我们通常把含酒精超过 0.5% 的统称为酒精饮料，包括啤酒、黄酒、葡萄酒、白酒等酒类。

且不说酒精是世界癌症研究会确认的 1 类致癌物，对人体有确切的致癌性，酒精还会导致酒精依赖、暴力以及交通事故。大部分酒类都属于"空热食物"，能量都不低，黄酒和啤酒中含有不少糖分，对于减肥极为不利。如果想减肥，最好别喝酒。

运动饮料主要是用来弥补运动人群在运动中消耗的水分、糖分、维生素和电解质，对于运动量并不大的普通人来说，其含糖量并不低。除了运动达人和喜爱运动人群可以在运动后选择运动饮料外，每天以基础活动为主的久坐人群和不爱运动的人没必要喝运动饮料，这反而有可能额外摄入能量。

减肥时能喝咖啡和奶茶吗？当然可以。不过，只推荐纯咖啡或无糖拿铁，或者是"奶 + 茶"组成的纯粹奶茶。

以咖啡为例，研究证实，咖啡中的绿原酸可能具有抑制脂肪合成的作用，咖啡因还会增加心率，提高基础代谢，从而增加能量消耗，美式、意式浓缩咖啡等都可以选择，在咖啡中加入奶的无糖拿铁也可以选择，但是加入各种糖、糖浆甚至奶精的咖啡饮料并不推荐。

即便如此，一喝咖啡就会心悸的敏感人群还是要少喝，更不要听闻"黑咖啡可以减肥"而特意去喝咖啡，普通人对于咖啡因的摄入最好也要限量，根据《2015—2020 美国居民膳食指南（第 8 版)》建议，成年人咖啡因全天摄入不超 400 毫克，大约是 3-5 杯咖啡的量。(以每杯咖啡 200ml 推算，不同咖啡中咖啡因含量可能有所差异)

至于奶茶，不提倡购买"蔗糖 + 奶精 + 茶粉"做成的"假奶茶"，其中的糖和饱和脂肪的含量太高。不过，现在很多奶茶商家都会在可选择糖度的基础上，给予"0 卡糖"的选择。

白开水	柠檬水	冲泡茶（绿茶、红茶等）	纯净水
矿物质水	矿泉水	无糖茶饮料	无糖苏打水
意式浓缩咖啡	美式咖啡	拿铁	自制无糖奶茶（奶 + 红茶）
含糖饮料	蜂蜜水	任何酒精饮料	市售现调奶茶
运动饮料	各类果汁（鲜榨 / NFC/100%）	任何含糖的植物蛋白饮料（杏仁 / 燕麦 / 花生 / 核桃等）	含乳饮料 / 乳酸菌饮料

现代人睡得越来越少，睡眠质量也越来越差。统计显示，在美国大约有 5000 万～ 7000 万人存在睡眠障碍问题。对于大脑而言，睡眠是极为重要的休息过程，对于身体和心理健康具有重要意义。如今，由于工作和休闲占据了更多原本属于睡眠的时间，大部分人的睡眠时间和质量明显下降。一些流行病学的调查发现，睡眠减少和肥胖的流行趋势并存，那么，两者到底有没有关系？怎么睡觉才更利于减肥？

　　研究发现，睡眠缺乏可能导致神经内分泌的改变，包括引起糖耐量下降和胰岛素敏感度降低，甚至还会影响人体分泌的瘦素（Leptin）水平，进而导致饥饿、增加食欲，使得人吃得更多。另外，睡眠缺乏还有可能改变人的食物选择趋势，即人会更倾向于选择高能量的食物。

　　研究还发现，睡眠不足的人更容易发胖。在不同地区进行的 50 项关于成人和儿童睡眠与肥胖相关性的研究中，大部分显示，每天睡眠少于 6 小时会增加肥胖风险，而一项涉及 60 多万成人的 18 项关于睡眠和肥胖关联性的 Meta 分析显示，每晚睡眠少于 5 小时的人群出现肥胖的风险比睡眠充足的人高 55%。

虽然睡眠缺乏的人清醒的时候更多，但并没有因此增加额外的能量消耗，反而会因为缺乏睡眠而导致疲劳，进而更不愿意运动，因此而更容易发胖。

目前并没有针对减肥人群的睡眠指南，而且随着时间变化，人在一生中的睡眠时间也会变化，不同人群适宜的睡眠时间不尽相同。不过，美国睡眠医学会（AASM）和睡眠研究学会（SRS）发表声明，健康成年人每晚应睡 7 ~ 9 小时，以维持和促进健康。如果定期睡眠少于 7 小时，很可能会增加肥胖和各种慢性病的风险。

在一篇关于"饮食对于睡眠质量的影响"的文章中提到了饮食模式对睡眠的影响。一些食物种类，比如，奶类、高脂肪鱼类、奇异果、酸樱桃汁等，都被认为有利于睡眠。研究甚至发现，夜间挤的牛奶中，褪黑素的含量更高，对于饮用者的睡眠（尤其是

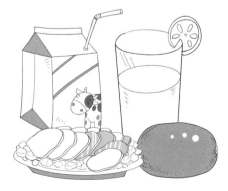

老年人）有所帮助，同时牛奶里的色氨酸含量丰富，被认为有一定平稳情绪的作用。在富含脂肪的鱼类，如三文鱼中，含有比较丰富的 ω-3 系列脂肪酸和维生素 D，其中 ω-3 脂肪酸被认为有助于调节血清素，从而促进睡眠。当然，这些食物的具体作用还有待进一步被研究证实。

目前市面上流行着两种助眠成分——褪黑素和缬草，很多声称对睡眠有益的产品中大多添加这两种成分。

褪黑素已被证明可以加快入睡，并对睡眠时间和质量有适度的益处，但其副作用是可能会引起白天嗜睡。从安全性上看，褪黑素在成人中耐受性良好。

缬草中含有一种能促进睡眠的神经递质，研究发现，服用缬草与安慰剂相比，睡眠时间无差异，对那些被诊断为失眠的患者而言，其益处似乎是很小的。

如果平常容易失眠，或者入睡困难，甚至有昼夜颠倒的状态，不妨试一试其他一些方法。

在沉浸式减肥法中，我们会提供以下一些小技巧，或许可以帮助你睡得更好。

①制订一个睡眠计划，尽可能按照计划执行，睡前不把手机放在身边。

②睡前洗脚或者洗澡，可能有利于提高体温，帮助入睡。

③运动有益于睡眠，尝试在一个固定时间养成运动习惯（比如，有氧运动、抗阻运动或 HIIT），但最好不要在睡前（不建议在就寝前 1 小时内进行剧烈运动，例如跑步或间歇训练）。

④睡前 2 ~ 3 小时不要吃太多东西，不要喝酒或吃高能量的食物。否则可能导致睡眠变差。

⑤睡前 1 小时停止使用电子设备，尤其是那些发出蓝光的设备，例如智能手机、平板电脑和电视。

⑥对咖啡因敏感的人群，睡前 4 ～ 6 小时拒绝喝咖啡。

⑦保持舒适的入睡环境。如果可能，请调暗灯光并关闭手机的声音和振动模式，选择合适的床垫。

⑧养成平静的就寝时间和习惯，可进行深呼吸练习，轻度瑜伽伸展运动或听舒缓的放松音乐。

⑨躺在床上又无法入睡的时候，千万不要只是躺着。可以起床并进行安静的放松活动（例如阅读），直到感到疲倦再入睡。

⑩午睡时间尽量短一些。

营养师小课堂

减肥方案执行中的反馈和调整，比方案本身更重要

减肥方案本身偏理论性，具体执行时，也许整个过程并不会一帆风顺。比如，方案的制订基于理论依据，却不一定完全适合你，有一些不良饮食模式在改变过程中会遇到重重阻力，前期设定的目标无法按计划完成，等等。

我希望，在沉浸式减肥中，你可以成为自己的"体重管理师"，不仅亲自设计方案，在执行过程中也做好每日饮食记录和每周总结，找出存在的问题和不足，再列出下一周的目标和执行方法。

减肥并没有一劳永逸的黄金方案，也不可能一开始就一帆风顺。它是一个不断实践—碰壁—调整—再碰壁的循环，大家需要根据遇到的实际问题，及时地评估和调整方案，才能最终达到理想的减重目标。

[1] 中国营养学会 . 中国居民膳食指南（2022）[M]. 北京：人民卫生出版社 ,2022.

[2] 妙佑医疗国际（梅奥诊所）. 肥胖 [EB/OL].https://www.mayoclinic.org/diseases-conditions/ obesity/symptoms-causes/syc-20375742.

[3] U.S. Department of Agriculture and U.S. Department of Health and Human Services. Dietary Guidelines for Americans, 2020-2025. 9th Edition. December 2020. Available at DietaryGuidelines.gov.

[4] 中国营养学会 . 中国居民膳食指南科学研究报告 2021[M]. 北京 : 人民卫生出版社 , 2022.

[5] 美国国立卫生研究院 . 标准健康问卷和人体测量方法 [M]. 张军，译 . 上海 : 上海科学技术出版社 , 2017.

[6] 王友发 , 孙明晓 , 杨月欣 . 中国肥胖预防和控制蓝皮书 [M]. 北京：北京大学医学出版社 ,2019.

[7] 杨月欣 . 中国食物成分表：标准版 . 第一册（第 6 版）[M]. 北京 : 北京大学医学出版社 , 2018.

[8] 中国营养学会 . 中国居民膳食营养素参考摄入量 (2013)[M]. 北京：科学出版社, 2014.

[9] 何宇纳 , 王竹 , 赵丽云 , 等 . 2010~ 2012 年中国居民膳食维生素摄入状况 [J]. 营养学报 , 2017, 39(2): 112-115.

[10] 中国营养学会，T/CNSS 002-2019【代餐食品】.

[11] 陈春明 , 孔灵芝 . 中国成人超重和肥胖症预防控制指南 [M]. 北京：人民卫生出版社 , 2006.

[12] 国家医学图书馆 . 运动的好处 [EB/OL].https://medlineplus.gov/benefitsofexercise.html.

[13] NASM.ORG. 非运动性热消耗：减肥的一种简洁方式 [EB/OL].https://blog.nasm.org/ exercise-programming/neat-approach-weight-loss.

[14] NASM.ORG. 减肥平台期和克服策略 [EB/OL].https://blog.nasm.org/fitness/weight-loss-plateaus.

[15] 国家医学图书馆 . 久坐生活方式的健康风险 [EB/OL].https://medlineplus.gov/healthrisksofaninactivelifestyle.html .

[16] acefitness.org. 关于运动过后氧消耗（EPOC）的 7 件事 [EB/OL].https://www.acefitness.org/resources/pros/expert-articles/5008/7-things-to-know-about-excess-post-exercise-oxygen-consumption-epoc/.

[17] 哈佛大学公共卫生学院 . 营养来源，睡眠 [EB/OL].https://www.hsph.harvard.edu/nutritionsource/sleep/.

[18] sleepfoundation.org. 肥胖与睡眠 [EB/OL].https://www.sleepfoundation.org/physical-health/obesity-and-sleep.

[19] 高倩 , 刘扬 . 中国人群维生素 D 缺乏研究进展 [J]. 中国公共卫生 , 2012,28(12):1670-1672.

[20] 常继乐 , 王宇 . 中国居民营养与健康状况监测 2010—2013 年综合报告 [M]. 北京 : 北京大学医学出版社 , 2016 .

[21] Crovesy L, Masterson D, Rosado E L. Profile of the gut microbiota of adults with obesity: a systematic review[J]. European journal of clinical nutrition, 2020, 74(9): 1251-1262.

[22] Singh M. Mood food, and obesity[J]. Frontiers in psychology, 2014, 5: 925.

[23] U.S. Department of Agriculture and U.S. Department of Health and Human Services. Dietary Guidelines for Americans, 2020-2025. 9th Edition. December 2020. Available at Dietary Guidelines.gov.

[24] Pereira－Santos M, Costa P R F, Assis A M O, et al. Obesity and vitamin D deficiency: a systematic review and meta－analysis[J]. Obesity reviews, 2015, 16(4): 341-349.

[25] Song Q, Sergeev I N. Calcium and vitamin D in obesity[J]. Nutrition research reviews, 2012, 25(1): 130-141.

[26] Major G C, Chaput J P, Ledoux M, et al. Recent developments in calcium－related obesity research[J]. Obesity reviews, 2008, 9(5): 428-445.

[27] de Oliveira Freitas D M, Martino H S D, et al. Calcium ingestion and obesity control[J]. Nutrición Hospitalaria, 2012, 27(6): 1758-1771.

[28] Sheikh M S, Santa Ana C A, Nicar M J, et al. Gastrointestinal absorption of calcium from milk and calcium salts[J]. The New England Journal of Medicine, 1987, 317(9): 532-536.

[29] Sanchez M, Darimont C, Drapeau V, et al. Effect of Lactobacillus rhamnosus CGMCC1. 3724 supplementation on weight loss and maintenance in obese men and women[J]. British Journal of Nutrition, 2014,111(8):1507-1519.

[30] Suzumura E A, Bersch-Ferreira Â C, Torreglosa C R, et al. Effects of oral supplementation with probiotics or synbiotics in overweight and obese adults: a systematic review and meta-analyses of randomized trials[J]. Nutrition reviews, 2019,77(6):430-450.

[31] Koohkan S, Schaffner D, Milliron B J, et al. The impact of a weight reduction program with and without meal-replacement on health related quality of life in middle-aged obese

females[J]. BMC Women's Health, 2014,14(1):1-7.

[32] Tigbe W W, Granat M H, Sattar N, et al. Time spent in sedentary posture is associated with waist circumference and cardiovascular risk[J]. International journal of obesity, 2017,41(5):689-696.

[33] Greer S M, Goldstein A N, Walker M P. The impact of sleep deprivation on food desire in the human brain[J]. Nature communications, 2013,4(1)A:1-7.

[34] Consensus Conference Panel, Watson N F, Badr M S, et al. Recommended amount of sleep for a healthy adult: a joint consensus statement of the American Academy of Sleep Medicine and Sleep Research Society[J]. Journal of Clinical Sleep Medicine, 2015,11(6):591-592.

[35] Paruthi S, Brooks L J, D'Ambrosio C, et al. Consensus statement of the American Academy of Sleep Medicine on the recommended amount of sleep for healthy children: methodology and discussion[J]. Journal of clinical sleep medicine, 2016,12(11):1549-1561.

[36] Centers for Disease Control and Prevention (CDC. Unhealthy sleep-related behaviors—12 States, 2009[J]. MMWR. Morbidity and mortality weekly report, 2011, 60(8): 233-238.

[37] Beccuti G, Pannain S. Sleep and obesity[J]. Current opinion in clinical nutrition and metabolic care, 2011,14(4):402.

CHAPTER
FOUR

好的开头往往意味着更顺利的过程。如果在减重开始的第一周，体重就顺利地下降，你一定会坚信"这个方法是有用的"，进而产生"我要继续好好执行，这样瘦得更多"的决心。好的体重下降趋势，甚至会让你忽略减肥过程中遇到的一些小"坎坷"。

但反过来说，如果第一周体重下降不明显甚至有略微上升的趋势，你大概率会陷入自我怀疑——我已经按照方案执行了，为什么体重就是不下降呢？是不是方案有问题？很多朋友甚至会直接放弃。

从原理上看，我们不应该追求体重的快速下降，因为沉浸式减肥方案本身就是基于限制能量的平衡膳食减肥法，它的减肥速率并不快，每个月平均体重下降 2 ～ 4 千克，一周内的体重下降数值可能在 0.5 ～ 1 千克，数值变化本身并不明显。

对于一些体重基数偏小，如 BMI ≤ 24，以塑形为主的朋友，沉浸式减肥法带来的体重数值变化恐怕更不明显。即使两周内体重没有明显的波动，在 1 ～ 2 千克内徘徊也属于正常现象。

不过，当你真的遇到"一周体重不下降"的情况时，还是需要判断一下到底是哪个环节出了问题。

首先应排除经期的影响，或排除节食减肥之后的"体重反弹"。

女性进入经期后，由于体内水分潴留，体重数值会明显偏高，基础代谢率却没有显著变化，所以如果减肥的你恰好遇到生理期，那么测量出来的体重数值有可能不降反升。

另外，如果你前一段时间刚刚经历节食，吃得特别少，每天可能只摄入 700 ～ 800 千卡能量，那么采取沉浸式减肥方案之后，相对于节食而言，能量摄入水平（如 1200 千卡）反而是上升的，这时体重也会产生小小的反弹。

减肥期间也可能出现体脂肪含量（体内脂肪的含量）下降和瘦体重上升的情况，但从整体上看是体重数值不变甚至上升的情况。这种情况下就需要结合围度（也就是腰围的变化）来判断。

如果腰围下降，体重数值没降甚至上升，也意味着减肥是有效的。

在减肥过程中，体内脂肪会分解，体重数值会下降，而体内的肌肉含量反而可能由于"足够量的蛋白质来源 + 抗阻运动"而有一定的提升，使得去脂肪体重整体上升。

"一个数值下降，一个数值上升"很可能会让你的体重数值看起来几乎没有变化，但是重要的是体内成分发生了很大的改变。

你的体重数值真的测对了吗？每次测量体重，是否都在相同的时间（如都在早晨起床后、早晨排便后、睡前等），状态相似（进食和排便状况相同），衣着相同（宽松或者贴身的衣物）。

想让体重测量的趋势变化具有参考性，要保证每次测量时的客观条件尽量一致，否则测出来的数值差别非常大。

首先要回忆方案的执行是否精确，在每天的饮食记录中有没有遗漏某些食物，比如，糖果、饼干、巧克力，抑或少估算了食物的摄入量，比如，本来吃了 150 克米饭，但由于对食物分量的模糊估计，导致估算时按照 100 克的量做了记录，这样自然而然会导致能量的过多摄入。这主要源于普通大众对食物分量和能量的概念模糊所致。想要查询食物能量，可以借助饮食记录 App。

为方便起见，对于食物分量的估算，可结合"自身量具"，比如，手掌（掌心）、手指、拳头等，女性一个掌心大小的肉类约为 50 克，1 个拳头的主食生重大约是 75 克。对这些食物的估量没有技巧，只是"熟能生巧"。经常估算和把握食物分量的朋友，往往更容易准确地判断摄入量。

"一周体重不下降"还可能是因为所制订的计划没有打破身体的平衡状态。

1. 关于饮食

如果是女性，之前每天的能量摄入大约为 1400 千卡，而现有方案建议每天摄入 1200 千卡，再加上运动量可能几乎没有变化，这意味着你每天只制造了 200 千卡的能量差值，即使一周下来也只有 1400 千卡的能量差，满打满算也只能减少半斤体重，效果确实有限。

如果遇到现有方案没能让体重下降的话，建议在能量差上做文章。即在尽量保证饱腹感的时候，调整食物选择，尝试用一些低能量食材替代高能量食材，如可做出用鲜玉米替代米饭，或用鱼虾替代一部分猪肉，再在现有基础上减少 5 ~ 8 克食用油之类的调整。

如果改变饮食后饥饿感很强烈，还需要做进一步调整，可用膳食纤维含量丰富的主食如红豆、绿豆、燕麦替代一部分米面制品，从而增加饱腹感。

2. 关于运动

想要打破平衡，可在原有基础上每周额外增加一次到两次中等强度的有氧运动，如打 30 分钟左右的羽毛球、乒乓球或快走、慢跑，或者每天增加 10 分钟的活动。

除了可以在第一周使用这些方法外，在任何阶段出现体重不变的情况时，都可以使用。

不过，还是要反复强调，不要过度在意体重数值的变化，一定要看维度。减肥是终生健康生活方式的选择和延续，千万不要因为几天、几周，甚至一个月体重数值不变而气馁甚至放弃，尤其是第一周，千万别着急，因为你的减肥计划才刚刚开始。

不运动肯定也能瘦下来，但减脂效果不仅很难维持，而且容易由于能量摄入过低而导致营养不良。

前期吃得少一些，会让体重快速下降，而体内的肌肉、水分和脂肪都会有不同程度的减少，尤其是肌肉流失容易造成基础代谢下降，导致能量消耗越来越少。到最后会发现，再也减不动了，这些都是光靠节食来减肥的弊端。

没有适当的运动，单纯靠节食减肥，能量摄入太低，营养不良、恍惚、头晕是常见的状态。

没有运动辅助，基础代谢水平下降，减肥更容易进入平台期。

你会更沮丧地发现，虽然体重数值在不断下降，但体型变化却不明显，腰还是那么粗。

适量运动对减重非常重要，特别是能维持甚至增加静息代谢，这会让你在任何时候都比别人的能量消耗更多一些。

我们完全可以将运动贯穿到工作和生活中。如果工作单位离家不远，可以骑自行车或走路；每工作 30 分钟就起身活动，能站着，不坐着；打电话的时候尽量起身行走。这些都是增加体力活动的方法，避免躺在床上、坐在沙发和椅子上玩手机。

动起来的益处实在太多了。

食欲真的是很神奇的东西，色、香、味的刺激，会让人体的神经和内分泌系统迅速活动，产生饥饿并且有渴望进食的感觉。

从深层次的进化理论看，进食是人类赖以生存的动力，正是对于高脂肪和高糖分的渴求才使得人类能够顺利地获取能量。所以，喜爱甜食和油炸食品并不是什么见不得人的需求，热爱能量才使得人类在食物匮乏的岁月里一直延续生存。

但在减肥期间，嗜好高脂肪和高糖分并不是好事，尤其在减肥刚开始控制饮食的阶段，甜食、油炸食品和各种奶油统统被排除在外，最开始的3～5天还能忍住，几天之后就馋得不行。

如果调查"哪些因素会让你放弃减肥"这个问题，"管不住嘴"一定名列前茅。就像前面说的，减肥没有捷径，控制食欲是每个人都要面对的。

想解决这个问题需要分情况，"管不住嘴"究竟是因为"太饿了"，还是因为"嘴馋，就想再吃几口"。针对不同情况，得采取不同的食欲管理措施。

饥饿是减肥最大的敌人，好的减肥食谱应该不会让人感受到饥饿，但现实情况是，很多人拿着别人所谓"几个月瘦了多少斤"的减肥食谱去执行，一边挨饿一边祈祷有好的效果，直到没办法执行下去……人体饱腹感的作用机制很复杂，到底怎么吃才能不饥饿？可以参考以下几个原则。

1. 调整食物搭配，适当增加蛋白质和膳食纤维的比例

通常来说，蛋白质含量更高的食物，比富含碳水化合物和脂肪的食物具有更强的饱腹感，膳食纤维（尤其是可溶性膳食纤维）也可以增加饱腹感。蛋白质和膳食纤维也有利于降低整餐的血糖负荷，延续饱腹感。

具体执行减肥方案时，虽然"食材库"中的食材都非常适合减肥，但依然可以从谷类、豆类、蔬菜和水果中挑选膳食纤维含量更高，从蛋白质来源中优先挑选蛋白质含量更高的种类，从而在原有方案的基础上，进一步在能量确定的情况下减少饥饿感。

2. 尽量固定食量，降低进餐速率

三餐定时定量，或是"少食多餐"都可以。稳定而规律的进食可以让胃肠道消化节律固定，身体更加适应，食欲不会说爆发就爆发。我们都有过这样的体会，前一天晚上为了减肥不吃饭，结果第二天早上吃得更多，所以养成规律比什么都重要。

越来越多的研究证实，降低进餐速率对减肥有重大益处，比如，可增加每一口咀嚼的次数。多项研究证实，增加咀嚼次数有利于减少进食量，还可以延长进餐时间，进而降低能量摄入。所以，对于很多吃饭狼吞虎咽，每口咀嚼不超过 5 次的人来说，逐渐增加到每口咀嚼 10～15 次，甚

至 20 次以上，可以帮助控制体重。

此外，在进食过程中适当停顿（进食 3 分钟，停顿 10 ~ 15 秒），或将每口食物的体积减少到原来的一半等方法，也可能有效果。

3. 如果实在没有饱腹感，可考虑代餐或膳食纤维补充剂

如果摄入了搭配好的天然食材依然感到饥饿，不妨考虑代餐。相比于一般食物，营养素组成经过精心搭配的代餐食品有更高的蛋白质和膳食纤维含量。饥饿时可以选择摄入一份含有约 8 ~ 10 克膳食纤维的可溶性膳食纤维补充剂来填充胃肠道。不过，依然推荐大家尽量通过科学的食物搭配对抗饥饿，而不过分依赖代餐食品和补充剂。

4. 常备高营养和高饱腹感零食，与甜食说再见

饥饿时人体往往更倾向于选择高能量的食材，减重过程中饥饿在所难免，为了避免在饥饿的时候意志薄弱而暴饮暴食，可以常备高营养和饱腹感食物，比如，平时工作中可以用纯牛奶泡燕麦增加饱腹感，不给各种甜食留下可乘之机。

如何对抗"享受型进食"

多数时候食欲爆发可能并不是因为"饿"，只是单纯地"想吃"。"吃"本身不丢人，只是因为减肥时需要刻意控制进食的种类、数量和速度。那么不妨趁此机会，重新审视"吃"这件事的意义。

实际上，"正念饮食"（Mindful Eating）做的就是这件事，它通过"相对专注和用心，且不带有任何情绪"的进食，既让身体感受到进食的过程，产生充足的饱腹感，又能改善很多朋友在减肥中遇到的问题——在吃东西时由于能量摄入而产生愧疚情绪。

"正念饮食"非常适合每一个尝试沉浸式减肥的朋友。从现在开始，尝试在进食时做到以下几点。

①减少外界环境的干扰，进餐时不使用任何电子产品。

②进食前先停一停，想一想为什么要吃东西，是真的饿了，还是单纯地想吃东西了？

③选择更小的盘子或碗，把食物夹到盘子或碗里（不要直接放进嘴里）。

④观察食物的形状、大小、颜色和质地。

⑤闻食物的香气，把食物放进嘴里感受食物的滋味。

⑥咀嚼时感觉食物的质地和风味。

⑦进食时想象食物的来源，对食物的获取怀有感恩之心。

⑧每一口食物都尽可能多咀嚼几次后再咽下去。

除此之外，保持和食物的距离也是必需的，要知道，最好的食欲控制方法就是——不买，从源头就断绝不必要的食物来源。不把食物放到能看到和能触碰到的地方，也是非常有效的杜绝吃东西的方法。毕竟，当你面前的桌上有一包薯片的时候，你总希望把它吃掉。

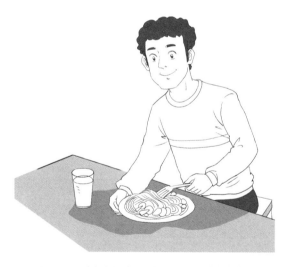

很多人习惯靠吃来缓解压力，有人一吃甜食心情就变好，同时又想减肥，这种情况该怎么办？如果最终不能说服自己，可不可以选择替代食物呢？比如。

①利用其他食物缓解压力，如一小块瘦肉或一小份蔬菜，虽然含有一定的能量，但至少对减重有帮助。

②利用天然食物中的糖替代甜食和饮料，如红薯、番茄、西瓜、苹果等。

③谨慎使用非营养性甜味剂和糖醇类物质：虽然一些甜味剂和糖醇几乎不含能量或者能量很低，但研究发现，甜味剂的摄入反而会增加人对甜味的欲望。

这些控制食欲的技巧

按计划采购，不随意购买食物。	调整进餐顺序，优先进食大体积的蔬菜。
不要把食物放到能看到和能触碰到的地方。	增加咀嚼次数和进餐时间。
选择更小分量的食物。	调整食物组成，优先选择高蛋白和高膳食纤维的食物。
考虑用完整水果代替饮料和甜食。	餐前吃少量坚果。
通过兴趣爱好转移注意力，降低食欲。	如实在饥饿，可以考虑代餐食品和膳食纤维补充剂。
三餐定时定量，不饥饿。	佐餐时不喝含糖饮料或少喝含有甜味剂的饮料。

虽然理论上说，用无糖饮料替代含糖饮料能控制能量而帮助减肥，但目前并没有研究直接证明这个结论。换句话说，无糖饮料并不一定能帮你瘦下来。

越来越多的消费者认识到了含糖饮料的危害，为了满足消费者的健康需求，各种"0卡"饮料应运而生，商家大多选择甜味剂作为糖类的替代。

答案是肯定的。0糖可乐中添加的是阿斯巴甜，而某品牌0卡气泡水中则添加了赤藓糖醇和三氯蔗糖。阿斯巴甜是一种非营养类甜味剂，甜度特别高，大约是蔗糖甜度的200倍，常见食物中只需要添加一点点就有甜味，为人体提供的能量几乎可以忽略不计。赤藓糖醇是一种糖类衍生物，根据GB28050—2011《预包装食品的标签通则》显示，赤藓糖醇的能量系数暂定为0，即使添加了赤藓糖醇，该款饮料宣传"0卡路里"也没有任何问题。

对于甜味剂的安全性，目前美国食品药品监督管理局（FDA）批准的5种非营养性的甜味剂分别是阿斯巴甜、乙酰氨基磺酸钾、纽甜、食用糖精和三氯蔗糖，另外，FDA也认为天然甜味剂甜菊糖是安全的。至于常见的各种糖醇。比如，木糖醇、赤藓糖醇、山梨糖醇等，大多属于糖类衍生物，安全性较高，从饮料中正常摄入一般不会出现毒副作用，大剂量下可能会出现肠道反应（如排气、腹泻等）。

理想状况下，如果选择0卡的甜味饮料替代含糖饮料，减少糖的摄入量是一定的，对于减肥人群的能量控制有所帮助，但前提是"选择无糖饮料替代含糖饮料",并且不会因此而造成对其他饮食结构的影响,不过这种情况是相对理想化的。

事实上,摄入或者不摄入甜味剂对于健康的影响并不明显,虽然一些小型研究发现,非糖性甜味剂的摄入有利于降低患者的 BMI 和血糖水平,一些研究也发现,摄入甜味剂的人体重增加较少,但证据并不充分。简单来说,甜味剂的摄入对于减肥很可能没有任何帮助。

换句话说,把减肥这件事寄托在"喝无糖饮料"这件事上是靠不住的,改变饮食结构和饮食方式才是最重要的。

在减肥过程中会不断听到"平台期"这个词，平台期的英文是"weight-loss plateau"，"plateau"的意思是"达到稳定、达到平衡"，平台期也可以理解为"减肥期间的平稳期"。

相信只要尝试过减肥的朋友，或多或少都曾遇到过平台期的尴尬。在减肥刚开始阶段，由于能量摄入的限制，体重会逐步下降且趋势平稳。但到了某个阶段，突然发现体重下降趋势变得平缓，甚至还有小幅度的反弹，也就是所谓的平台期。

对此，目前主要有两种说法，第一种最常见的说法是，平台期的出现是因为"身体的适应性"。

比如，在减肥计划开始前，能量摄入和消耗都是 2000 千卡左右，能量摄入和消耗平衡使得体重相对稳定，而这时基础代谢约为 1400 千卡。

决定减肥后，饮食计划的能量摄入定在 1600 千卡，即在原来的基础上减少了 400 千卡，运动则每天额外多消耗 100 千卡，所以这个阶段每天的能量差就变成 1600 －（2000+100）＝－500 千卡。这个能量差使得我们动用了自身的能量存储来弥补，从而使得体重持续下降。

从人体体成分的角度考虑，开始减肥后，体重的快速下降主要伴随着水分和肌肉的流失，同时也会消耗一些脂肪。肌肉是人体中非常活跃的组织，肌肉一旦流失，会影响肌肉带来的能量消耗，进而影响基础代谢。所以随着减重的进行，人的基础代谢会有所下降，比如，会从 1400 千卡降低到 1300 千卡，甚至随着肌肉而持续减少。

除此之外，长时间的低能量摄入会使得人体通过调整产热、激素分泌等行为减少能量损耗，继而慢慢适应现有的能量摄入状态，使得能量消耗与现阶段自身的代谢水平达到新的动态平衡。一旦这种平衡重新形成，曾经的能量差值就不复存在，体重也就不会再下降了。

另一种说法则认为，平台期的出现是因为正在减肥的你无法遵循饮食计划，毕竟每天吃得比之前更少，坚持限制性或低能量的饮食计划是一件充满挑战的事情。一旦对每日能量摄入的估算出现偏差（比如，多吃了一些食物，但并没有估算到），就有可能因为能量摄入的波动导致体重下降越来越不明显。

重新回顾饮食和运动是否在尽可能地按照预定方案执行，比如。

①是否存在低估食物摄入或者漏记食物的情况？

②在食物挑选上是否尽可能按照给定的食物大类，还是选择了不推荐

的食物？

③如果方案中有 100 千卡的"随意能量配额"，实际吃的时候有没有超量？

以上几种情况非常常见，很多朋友前期对于饮食记录很上心，对于每天吃的每一样东西都会记录下来，但是久而久之可能会产生"惰性"，有时吃的小零食、糖果、坚果等会忘了记录，这有可能导致实际摄入的能量高于所记录的能量。

后果是，看起来似乎创造了能量差，但实际的能量摄入却高于记录值，直接影响减肥效果。

我们在做减肥督导时发现，一些朋友会倾向于低估自身卡路里摄入量，对此，最好的方法就是充分了解每天进食的能量来自哪里，以及哪些能量摄入是不必要的。这并不是为了打破平衡，而是为了判断平台期到底是不是因为个体的依从性变差而引发的。

2. 可适当减少能量，但不要少于 1000 千卡

既然是打破原有计划，第一个原则就是在原有基础上再减少能量，如果现在的计划是 1600 千卡，再在这个基础上减少 100～200 千卡，就意味着达到了新的能量差。

有几个值得注意的细节如下。

①如果你有 100 千卡的"随意能量配额"，尽量先减这 100 千卡，因为它对于全天营养素的获取影响最小。

②一次不要减少太多，尽量在 100～200 千卡之间，100 千卡大约是 30 克谷类或 30 克瘦肉的能量，如果一次减少超过 200 千卡可能会产生明显的饥饿感。

③如果之前的减脂方案是 1200 千卡，不建议在这个基础上再减少能量摄入，以免造成过度节食。

之所以不建议少于 1200 千卡，是因为这个数值是限能量平衡饮食推荐的能量下限，在能量摄入低于这个数值之后，除非方案是经过专业营养师搭配的，否则人很容易有持续的饥饿感，这样既不符合沉浸式减肥的特点，也不便于减脂计划的持续性。

当然，一些体重基数较小的女性（比如，身高和体重分别小于 160 厘米、50 千克），即使是 1200 千卡 / 天的能量摄入也可以长期保持。不过如果希望能量摄入继续低于这个值，且寄希望于长时间这么吃也不会出现明显的营养缺乏，恐怕只能依赖代餐食品了。

3. 增加运动量 & 改变运动模式

要打破平台期，最好的方法就是增加运动量，无论是每天多步行 20 ~ 30 分钟，还是增加一些力量训练，总之，额外增加的运动可以帮你多消耗能量，从而打破现有平衡。

前面提到过运动是否一定要循序渐进这个问题。前期运动方案的简便易行，不仅是为了增加依从性，更是为了当平台期出现后，我们能够更平稳地接受下一等级的运动处方。

平台期的出现也可能是由于肌肉流失导致了基础代谢下降，所以瘦体重的维持和增加非常重要，力量训练会帮助维持和增加肌肉量，进一步提升基础代谢水平，如弹力带、哑铃，或是自重训练（如俯卧撑 / 卷腹），都有助于维持肌肉量。力量训练不仅在运动时可以产生能量消耗，还能通过非运动性热消耗额外增加能量消耗。

其他一些突破平台期的方法，既是为了缓解减肥中的压力，也是为了增加减肥中的趣味性，具体如下。

①尝试改变现有饮食喜好。自己做饭时可以尝试研发新的菜肴种类，增加饮食的新鲜感和多样性，或许改变前后，在能量摄入上并不会有什么差别，但是新鲜的体验总会给你带来活力，使得你愿意继续坚持沉浸式减

肥这条路，而不是选择放弃。

②时刻给自己打气。将自己的旧照片贴在镜子或者能经常看到的地方，通过这种方式来保持动力，感受减肥期间的体型变化，期待持续减肥所带来的改变。

③控制压力，保证良好心态。保证充足的睡眠，冥想、深呼吸、瑜伽等对睡眠都是有效果的。

如果以上方法都尝试了，体重依然没有变化，建议咨询营养师或医生重新制订计划和方案，尽量不要放弃并恢复之前的生活习惯，以防体重出现反弹。

脂肪在人体中堆积的部位，主要是由性别和激素水平决定的。男性的脂肪大多堆积在腹部，呈现苹果型身材，也叫向心型肥胖；女性的脂肪大多堆积在胯部和大腿根部，身材呈现梨形，所以叫作梨形肥胖。

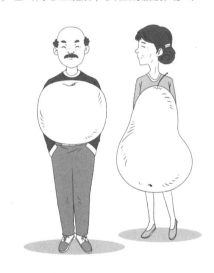

脂肪的堆积往往不是由人的意志决定的，减肥时，人的脂肪大体上会以全身为单位同步消耗。某些锻炼动作，如锻炼腰腹部，更多的还是锻炼各个部位的肌肉，起到所谓塑形的效果。所以，调整好自身的期望，不要想着单独"瘦胳膊、瘦肚子、瘦大腿"，好好执行计划和方案，慢慢地会发现，这些地方都会瘦下来！

体重反弹，一般会在两种情况下出现。

①在减脂过程中，当体重进入平台期后出现。

②已经瘦到预期目标，但没有继续保持计划中的生活方式而导致反弹。

第一种，就是我们上文提到的减重平台期，这个阶段由于瘦体重减少，体内的产热数值下降，使得能量消耗也同样变少，导致现有的能量摄入和能量消耗产生了新的平衡。

这个平衡一旦重新建立，体重下降就会变得不明显了。此时，如果执行方案稍有松懈，使能量摄入上升，出现能量富余后立马会转化成脂肪堆积。

同时，瘦体重的下降导致了静息代谢的减少，一旦能量摄入恢复到减脂前，体内脂肪堆积会更明显，这也是为什么很多采取"极端节食"的朋友一旦停止节食，体重会比以前更重的原因。

应对平台期导致的反弹，最重要的是"不放弃现有计划"，一定要尽力执行并且调整，必要时可求助专业医生和营养师。

第二种情况往往出现在减肥期结束后，大多数情况下已经瘦到想要的效果，这时很多朋友想的是"成功了，我可以稍微放纵庆祝一下了"，结果无论是稍微减少了一些运动量还是饮食上稍有增多，体重数值都会噌噌往上涨，这主要是由于人体的能量摄入有所上升甚至恢复到了原先的水平，而运动量又减少了，那么体重反弹是板上钉钉的事。

不过，体重反弹是正常现象，不用觉得丢人。一些研究发现，在长期的体重控制中，儿童和成人中大概有 80%～90% 会恢复原来的体重，所以，不要因为反弹而难为情。

通常情况下，瘦到理想体重不一定是最终减肥成功的标志，维持目标体重 6 个月以上才是。因为通过对能量摄入的控制和增加消耗，体重下降几乎是不可避免的，能否长久保持的关键，一方面是瘦下来的过程是否充满压力，另一方面是体重减轻后长久维持的可行性。

为什么体重维持在 6 个月以上就基本上算减肥成功了呢？研究发现，理想体重维持的时间越长，想要一直维持健康体重就会更加容易。换句话说，瘦的时间越长，反弹的概率越低。半年时间足够长了，最重要的是，半年时间真的能够让人彻底改变饮食习惯和生活方式，并且总结出一套行之有效的"不反弹法则"。

国外一些研究也证实了这一点，虽然尝试了不同的减肥方法并取得了效果，但成功维持的人都有着共同之处。

①选择相对低脂肪的饮食（脂肪供能比 ≤ 24%）。

②每天吃早餐。有定期的吃早餐习惯确实和超重 / 肥胖存在负相关，而这很可能是早餐抑制了冲动的食欲。

③定期称重。每天 1 次，最少每周 1 次。

④定期参加中高强度的活动，千万别久坐。

⑤定期进行小组讨论，参加学习，让自己一直有意识进行体重管理。

⑥最好的控制饮食的方法——不要买。

⑦慢慢吃，每餐要有节制——七分饱。

⑧警惕饮料中的能量。

⑨控制计划外的能量。

⑩控制在外就餐频率。

大家会发现，这些方法基本上都围绕三点：学会和控制能量摄入；维持和增加能量消耗；保持减脂的仪式感和沉浸感。

控制能量本质上就是控制食物摄入和控制食欲，一方面，挑选高营养素密度、低能量密度的食物，比如，高营养的蔬菜、低糖水果、奶类、蛋类最好每天都要吃；另一方面，控制空热食物［指只提供大量能量，但是营养价值低的食物，我们常说的空热食物包括白砂糖（蔗糖）、油脂、酒精饮料］。

至于食欲的控制，则需要在采购（不要买计划之外的食物）、进食（控制在外就餐频率，警惕饮料中的能量）、进食习惯（每天吃早餐，每餐七分饱）等各个环节中精打细算。

补充一点，如果在之前的方案中选择了代餐食品，而体重管理方案结束后不准备再吃代餐，那需要做的是将代餐替换成能量相仿的主食，千万不要随意恢复到减脂前的主食选择。

如果实在无法按照计划进食，最好的方法就是让食物来源更健康一些。

如果点外卖，可以优先选择蛋白质和蔬菜丰富的轻食、荤素搭配的低油盖浇饭，搭配合理的麻辣烫或者蔬菜、肉类比较多的面食。

尽量少吃油炸食品（薯条、炸鸡翅）、纯主食（不加任何蔬菜或蛋白质类食物的泡面、阳春面）、碳水＋碳水的搭配（青椒土豆丝盖浇饭）。

如果实在买不到合适的，也可以自己搭配：

主食：提前在家煮好杂粮饭，煮玉米、煮红薯、煮山药也很健康。

蔬菜：小番茄、黄瓜、生菜都可以自备，只要洗净就可以，用来弥补中午吃外卖可能引起的蔬菜摄入不足问题。

蛋白质：自带的水煮蛋，预包装的牛肉干、豆干、鸡蛋干都是优质蛋白的来源，还可以选择蛋白粉或者蛋白棒。当然，吃肉干、豆干、鸡蛋干的时候需要注意其中的钠含量，尽量选钠 NRV% ≤ 15% 的商品。

如果觉得外卖不健康或者不方便，可以选择一些大品牌的代餐食品。

[1] 王友发 , 孙明晓 , 杨月欣 . 中国肥胖预防和控制蓝皮书 [M]. 北京 : 北京大学医学出版社 ,2019.

[2] 中国营养学会 . 中国居民膳食指南（2022）[M]. 北京 : 人民卫生出版社 ,2022.

[3] 减肥平台期 [EB/OL].https://www.mayoclinic.org/healthy-lifestyle/weight-loss/in-depth/weight-loss-p lateau/art-20044615.

[4] 平台期 [EB/OL].https://www.webmd.com/diet/obesity/features/plateau-no-more#3.

[5] 为什么会出现平台期，如何应对 ?[EB/OL].https://www.medicalnewstoday.com/articles/326415.

[6] 减肥平台期和克服策略 [EB/OL].https://blog.nasm.org/fitness/weight-loss-plateaus.

[7] GB28050-2011, 预包装食品的营养标签通则 [S].

短短几年时间，身边的"小胖墩"越来越多。最新的《中国居民营养与慢性病状况报告（2020年）》显示，6～17岁儿童青少年的超重肥胖率接近20%，6岁以下儿童超重肥胖率达10.4%，这些数据相比于2015年的统计结果高出不少。

最重要的原因在于饮食结构的改变。孩子2岁左右就开始与其他家庭成员一起进食，成年人的膳食结构在这些年经历了翻天覆地的变化，儿童饮食也必然受影响。

人们饮食结构中脂肪的比例越来越高，对高能量食物的消费偏爱，对五花八门的含糖饮料消费量逐渐攀升。《中国居民膳食指南科学研究报告（2021）》中显示，儿童青少年的含糖乳饮料和饮料消费率在30%和25%

以上，这也是导致儿童能量过剩的重要因素。

　　现在依然有很多家长保留着传统观念，认为"胖"是孩子胃口好、营养好、更健康的象征，并不重视体重超标对孩子身心发育的影响。考虑到儿童青少年处于生长发育的关键时期，减肥这件事更具有挑战性。

　　对儿童青少年进行体型评价，也可以使用 BMI，BMI 的计算方法与成人类似，但不同年龄段的孩子，评价超重／肥胖的 BMI 值会有差异，具体数值如下。

（单位：千克／平方米）

6.0 ~	16.4	17.7	16.2	17.5
6.5 ~	16.7	18.1	16.5	18.0
7.0 ~	17.0	18.7	16.8	18.5
7.5 ~	17.4	19.2	17.2	19.0
8.0 ~	17.8	19.7	17.6	19.4
8.5 ~	18.1	20.3	18.1	19.9
9.0 ~	18.5	20.8	18.5	20.4
9.5 ~	18.9	21.4	19.0	21.0
10.0 ~	19.2	21.9	19.5	21.5
10.5 ~	19.6	22.5	20.0	22.1
11.0 ~	19.9	23.0	20.5	22.7
11.5 ~	20.3	23.6	21.1	23.3

12.0 ~	20.7	24.1	21.5	23.9
12.5 ~	21.0	24.7	21.9	24.5
13.0 ~	21.4	25.2	22.2	25.0
13.5 ~	21.9	25.7	22.6	25.6
14.0 ~	22.3	26.1	22.8	25.9
14.5 ~	22.6	26.4	23.0	26.3
15.0 ~	22.9	26.6	23.2	26.6
15.5 ~	23.1	26.9	23.4	26.9
16.0 ~	23.3	27.1	23.6	27.1
16.5 ~	23.5	27.4	23.7	27.4
17.0 ~	23.7	27.6	23.8	27.6
17.5 ~	23.8	27.8	23.9	27.8
18.0 ~	24.0	28.0	24.0	28.0

（资料来源：卫生行业标准 WS/T 586-2018《学龄儿童青少年超重与肥胖筛查》。）

考虑到 6 ~ 18 岁是儿童青少年生长发育的重要时期，优质蛋白、钙、铁的充足摄入尤为重要，所以此阶段的减重干预核心原则为：控制能量摄入但不过低，保证与生长发育相关的各种微量营养素的摄入。

考虑到儿童青少年饮食的特殊性，不推荐大家使用沉浸式减肥法中的能量计算—模板选取—食物填充—编制食谱这一套完整流程制订饮食计划。建议从儿童青少年现有的饮食结构入手，即尽可能在现有的能量摄入水平和饮食结构上，适当地减少能量（200 ~ 300 千卡 / 天），可以摒弃空热和高能量、低营养素食物，优化现有饮食结构，且尽可能趋于平衡膳食。

首先通过饮食评估，估算出超重／肥胖儿童现阶段的能量摄入情况。可以连续 3 天。将儿童在家和学校的一日三餐及进食的零食和对应数量记录到具有食物记录功能的 App 或小程序中，这些 App 或小程序会利用后台食物数据库，自动计算能量值。

估算能量值是为了对儿童青少年的能量摄入水平有一定的概念，连续评估三天取平均值是为了让估算结果更准确。

得到能量值和现有饮食结构情况后，可以继续采取以下两步措施。

一、限制能量

在现有基础上每天减少 200 ~ 300 千卡，以孩子不感到饥饿为宜。

想限制能量，可以从一些高能量、低营养素密度的食物入手，比如，限制高脂肪肉类，不吃或少吃猪肋条肉、五花肉、臀尖、猪肘，不吃油炸鸡腿、鸡翅等。还可以考虑限制高能量的零食，如薯片、巧克力、糖果、饼干、蛋糕。这些零食体积不大，能量却不低，少吃一小块芝士蛋糕也许就能控制 100 千卡热量。

最后是含糖饮料，要警惕那些溶于水的糖分，它会让人不知不觉地摄入更多能量而几乎没有饱腹感，减肥期间不要给孩子喝 100% 的果汁。

二、优化饮食结构，保证与生长发育相关的营养素摄入

儿童青少年处于生长发育的关键期，很多营养素与生长发育密切相关。蛋白质是各组织器官发育的原材料，充足的铁元素对维持免疫力有益，锌元素则对儿童第二性征发育意义重大，还有与骨骼发育有关的维生素 A、维生素 D、维生素 C……

想在控制能量的前提下尽可能保证营养素摄入，就必须优化现有饮食

结构，尽可能优先选择高营养素密度的食材。如果主食孩子以白米饭、白面条、馒头、白粥等精制谷物为主，可以考虑用一部分全谷物食物替换主食，刚开始可以少量添加，比如，在大米中添加一小把黑米或玉米糙，当孩子适应其口感后再逐步添加，最终以全谷物达到主食总量的 1/3 ～ 1/2 为宜。全谷物中含有丰富的 B 族维生素，其更高的膳食纤维有助于控制体重。

要引导儿童青少年多吃豆制品和蛋奶类，保证每天摄入 300 ～ 500 毫升奶和奶制品、摄入一个完整鸡蛋、150 ～ 250 克左右瘦肉或鱼虾补充优质蛋白质。每周吃 1 ～ 2 次少量动物内脏获取维生素 A、铁、锌等核心营养素。

减重：依然需要保证活动量

《美国居民膳食指南（2020—2025）》建议，学龄儿童每天至少应保证 60 分钟中等强度到剧烈的运动，才能从体育锻炼中获得最大益处。对于超重/肥胖儿童青少年而言，可能需要更高的运动量才能使体重下降。当然，无论从事任何运动，应尽量选择趣味性强又安全的集体性活动，如各种球类、跳绳、广播操等。

家长要尽量减少孩子久坐时间和屏幕时间，鼓励儿童通过做家务促进能量消耗，有条件的尽可能带孩子参加户外活动，以增加活动量和补充维生素 D。当然，对于超重/肥胖的儿童青少年而言，简单易行且依从性较高的运动，比如，步行和一些基础活动也许是更好的选择。

学龄前是养成饮食行为和习惯的关键期，父母应当起到表率作用，以身作则执行更健康的饮食方案。

还有一点很重要，家长千万不要用高能量的零食作为奖励，也不要随意提供购买和获取零食的机会。家长要有固定的采购计划、饮食习惯、烹调方法，减少在外就餐频率，这些都有利于帮助孩子养成良好的饮食习惯。

幼儿园和学校更应该提供能量合理、营养素和食物结构合理的营养餐，不要给学生提供随意购买零食的场所，比如，小超市、自动售货机等。

不是说不能孕期／产后减肥，而是，孕期时，孕妈妈要注意以宝宝的健康发育为主，其中减肥只能作为一个辅助手段，千万不能过度地用节食的方式来控制饮食，这点要特别注意。

孕期控制体重让快上升大于一切

在咨询中，如果询问一些孕期女性体重大致是什么时候快速上升的，回答总是"生完孩子后"。不仅是产后，很多女性怀孕期间体重也会大幅上升，使得产后体重不容易减轻，这也是很多女性经常犯愁的"生完孩子后体重更重了"的问题。

越来越多的孕期和哺乳期女性有了减脂塑形的强烈需求。市面上的很多课程和产品都宣传"能让妈妈长胎不长肉"或"产后急速瘦身"。但是，除非有专业人士指导，否则不推荐大家在孕期减肥。备孕期间控制体重比怀孕期间管理体重更有效，而且更安全。

如果在备孕阶段，通过计算发现自己的体质指数偏高，那么控制体重是必须做的！如果能在这个阶段瘦下来，怀孕阶段会更轻松。

备孕期减肥可以参照沉浸式减肥法执行，从自我评估到找出肥胖的原因，再到确定最佳能量摄入，制订饮食、运动方案并且付诸行动。在此阶段完全可以按照一般人群的减肥方案执行，记得要每天额外摄入400微克叶酸。通过能量控制使得体重和体脂率下降，是备孕期间的重要目标。

一旦进入怀孕期，管理的目标就不再是降低体重，而是保证合理的体重上升趋势。因为在怀孕期间，体内部分器官的二次发育、脂肪的储备和胎儿体重的增加，会使准妈妈的体重上升。如果孕期一味追求体重稳定甚至下降，很可能会影响正常的孕育过程。

对此，最好的方法就是保证合理的体重上升速率，让体重增加得不快不慢，如果体重上升太快，其中一部分有可能是潜在的脂肪积累。宝宝出生后，虽然器官会慢慢恢复，但是这些脂肪并不会凭空消失。所以，保持适宜的体重上升速率，是孕期体重管理最重要的目标。

孕期体重上升速率，通常参照美国医学研究所（Institute of Medicine，IOM）的标准，最近我国的标准也已经出台，个人觉得更适合中国妈妈。应定期检测孕期体重变化，必要时可由专业人士给予膳食指导与干预，条件允许的情况下要适当增加身体活动的水平。

孕前BMI（千克/平方米）	单胎妊娠者孕期总增加值（千克）		双胎妊娠者孕期增加体重（千克）
	整个孕期	孕中晚期每周增加值	
<18.5（低体重）	12.5 ~ 18.0	0.44 ~ 0.58	19.0 ~ 27.0
≥ 18.5 ~ 25.0（正常体重）	11.5 ~ 16.0	0.35 ~ 0.50	17.0 ~ 25.0
≥ 25.0 ~ 30.0（超重）	7.0 ~ 11.5	0.23 ~ 0.33	14.0 ~ 23.0
≥ 30.0（肥胖）	5.0 ~ 9.0	0.17 ~ 0.27	11.5 ~ 19.0

（注：早孕期平均体重增加值为 0.5 ~ 2.0 千克。）

[资料来源：Institute of Medicine (US) and National Research Council (US) Committee to Reexamine IOM Pregnancy Weight Guidelines，RasmussenKM，YaktineAL，eds. Weight gain during pregnancy：reexamining the guidelines[M]. Washington D C：National Academies Press (US)，2009.]

妊娠前体质指数分类	总增长值范围（千克）	妊娠早期增长值范围（千克）	妊娠中晚期每周体重增长值范围（千克）
低体重（BMI < 18.5 千克/平方米）	11.0 ~ 16.0	0 ~ 2.0	0.46（0.37 ~ 0.56）
正常体重（18.5 千克/平方米≤BMI < 24.0 千克/平方米）	8.4 ~ 14.0	0 ~ 2.0	0.37（0.26 ~ 0.48）
超重（24.0 千克/平方米≤BMI < 28.0 千克/平方米）	8.0 ~ 11.0	0 ~ 2.0	0.30（0.22 ~ 0.37）
肥胖（BMI ≥ 28.0 千克/平方米）	5.0 ~ 9.0	0 ~ 2.0	0.22（0.15 ~ 0.30）

[资料来源：《妊娠期妇女体重增长推荐值标准》（WS/T801-2022）。]

确定能量摄入是孕期体重管理的第一步，对于已经怀孕的妈妈，通常的做法是在原有孕期能量摄入水平上，每天减少 200 ～ 300 千卡能量摄入。

除了直接减量，也可以按照孕前 BMI 值计算出非孕期的最佳能量摄入水平，根据自身所处的孕阶段（孕早期、中期、晚期），每天分别增加 0 千卡、300 千卡、450 千卡的能量。

个人经验是，对于大部分妊娠期女性而言，在备孕期和孕早期，每天能量摄入水平通常以 1200 ～ 1400 千卡为宜，孕中期和孕晚期则每天大多在 1600 ～ 1800 千卡。对于孕前 BMI ≤ 30 的妈妈，孕期总能量最好能控制在 2000 千卡 / 天以下。

举个例子：林女士，26 岁，身高 165 厘米，孕 18 周，孕前体重 68 千克，那么其孕前"最佳能量需求"为：

①林女士的理想体重：（165 厘米 −100 厘米）× 0.85=55.25 千克。

②计算与评价孕前 BMI：林女士孕前 BMI 计算结果为 24.9，属于超重范畴。

③考虑到其在孕期，在 20 ～ 25 的能量系数范围中，选取 25 千卡 / 每千克理想体重每天的系数比较合适。

④林女士的最佳能量需求 =55.25 千克 ×25 千卡 / 每千克理想体重每天 =1381 千卡。

⑤如果是孕中期，需要在这个数值上增加 300 千卡，约为 1700 千卡。

备孕期（准备妊娠期）	+0 千卡
孕早期（妊娠开始~13周末）	+0 千卡
孕中期（14~27周末）	+300 千卡
孕晚期（28周~分娩）	+450 千卡

（资料来源：《中国居民膳食营养素参考摄入量（2013）》。）

对于孕期的体重管理，优化现有饮食结构远比完全改变更加容易执行。孕期具体应该怎么吃，可以参照中国营养学会妇幼营养分会给出的孕期膳食宝塔来选择。

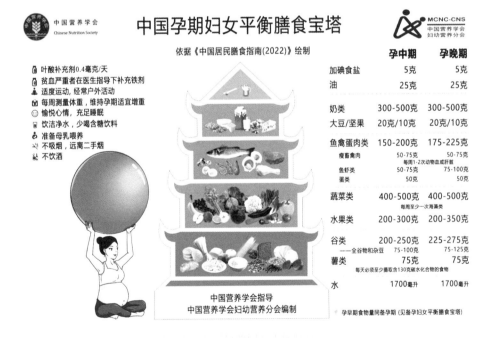

（资料来源：中国营养学会妇幼营养分会。）

想控制每日的能量摄入，第一种方法是减掉空热食物，譬如糖和部分脂肪，如果之前很喜欢吃饼干、蛋糕、巧克力和奶茶，只要不再吃这些空热食物，就能创造出 200 ~ 300 千卡的能量差。如果家里烹调用油比较多，平均每天可以达到 4 ~ 5 瓷勺，只需要减少 1 ~ 2 瓷勺，就能减少 70 ~ 150 千卡能量。总之，空有能量但营养素匮乏的食物，是减肥过程中最容易控制的。

优化食物也十分重要，比如，谷类中要适当增加全谷物的比例，有助于增加 B 族维生素和膳食纤维的摄入量，还能提供一定的饱腹感。对于禽畜肉类尽量选择瘦肉（即脂肪 ≤ 10%），同时减少一些腌制肉制品（香肠、培根、咸肉等），这可以减掉一大部分能量而不至于影响蛋白质摄入。最后优化水果选择，可以优先选择苹果、梨、奇异果、草莓、柚子等低糖水果。

3. 随意删减食物种类易导致营养不均衡

妊娠期是胎儿生命早期 1000 天的重要时期，这个阶段营养不良对子代的健康和认知影响重大。所以，各种极端的减肥方法都不适用。生酮饮食会导致严重缺乏碳水化合物；极端低脂（脂肪供能 ≤ 10%）有可能导致人体所必需的脂肪酸不足；过度节食或只吃某些大类的食物（如只吃蔬菜、水果）有可能导致孕期核心营养素——叶酸、铁、碘的缺乏。

孕期要尽可能均衡饮食，在食物大类丰富且多样的基础上适当控制能量，尤其是要保证碳水化合物每天不少于 130 克，大约等同于主食每天生重摄入不少于 4 两。

4. 即便减肥，孕期也要保证核心营养素

孕期是孕育胎儿的重要阶段，孕妇在这个阶段对某些营养素的需要比之前更高，而且某些营养素的缺乏会对胎儿造成不可逆的损伤，所以即使孕期想控制体重，也要尽量保证一些核心营养素的摄入。

叶酸	1.叶酸的活性形式是一碳单位（指含有一个碳原子的基因，是合成核苷酸的重要原料）的重要载体。对于孕期而言，充足的叶酸摄入可以减少新生儿神经管畸形和脊柱裂的风险。 2.建议备孕期或孕前3个月就开始每日补充。	1.绿叶蔬菜、动物肝脏、豆类中叶酸含量丰富，但烹调过程中容易被破坏，天然食物中叶酸结构比较复杂，吸收率较低。 2.建议通过叶酸补充剂获取，每天400微克。
铁	铁元素与婴幼儿神经发育有关，孕期缺乏铁可能会对胎儿的智力发育产生不可逆的影响。	1.孕早期应当多吃含铁丰富的食物，每周摄入1次动物血或畜禽肝肾25~50克。 2.孕中期和孕晚期，应每天增加20~50克红肉，每周吃1~2次动物内脏或血。
碘	充足的碘摄入有利于促进婴幼儿神经系统的正常发育。	1.选用碘盐。 2.每周摄入1次富含碘的食物，如海带、紫菜、贻贝。
DHA	孕期适度补充DHA可以降低早产风险，并适度促进胎儿生长，还有益于婴幼儿神经和视觉功能的发育。	1.每周最好食用2~3次鱼类，且最好有一次是富含脂肪的海鱼。 2.每天食用一个完整的鸡蛋。

[资料来源：《中国营养科学全书（第二版）》《中国居民膳食指南（2022）》《中国孕产妇及婴幼儿补充 DHA 的专家指南》。]

运动对于孕妇并非完全禁止。美国妇产科医师学会建议，应当鼓励怀孕的妇女在怀孕前、怀孕中和怀孕后进行有氧运动和力量训练。在一周的大部分时间每天至少进行 20 ~ 30 分钟的中等强度运动。

但是，孕期运动存在禁忌。总体来说，一些身体接触程度比较大的运动如足球、篮球、冰球等，可能对胎儿有风险，因此并不推荐。另外，存在跌倒可能性的运动如骑马、滑雪等也要避免。具体运动选择请咨询专业人士。

如果在孕期顺利地控制了体重，体型控制的任务就算完成了一大半。到了哺乳期，为了拥有好身材，你需要做的是与各种传统的坐月子陋习做斗争。

在咨询中不止一次发现，产褥期，尤其是国人常说的月子期，是能量摄入超标的高发期。各种鸡汤、鱼汤、醪糟、芝麻、麻油、红糖、鸡蛋……每一样都会让体重数值直线飙升。

这个阶段控制体重的核心原则应遵循：产后一个月内不建议节食减肥，哺乳期同样不建议随意减少能量，此时管理体重以摒弃不良传统习俗、优化饮食结构、坚持母乳喂养为主要原则。

1. 警惕荤汤里的饱和脂肪

传统观点认为汤可以增加泌乳，尤其是荤汤更能下奶，但事实是，荤汤中并没有太多的营养素。以鸡汤为例，其中的蛋白质含量可能只有鸡肉的十分之一，但是其中的钠、嘌呤以及含氮浸出物的含量非常高。至于奶白色的鱼汤、猪蹄汤或金灿灿的老母鸡汤，其颜色基本上都来自动物脂肪，多喝不仅不会增加太多营养，反而让人更胖。

如果仍然希望通过多喝汤的方式增加水分摄入，各种清淡素汤更值得推荐，如不加糖的红豆汤、绿豆汤和无糖豆浆，不仅可以补水，还可以获取电解质。需要注意的是，剖宫产一周以内的妈妈最好不要喝豆浆或牛奶，避免出现产气。

麻油是月子期间最常被推荐的食物，但真相是，无论芝麻油有多高的营养价值，都不能掩盖它高能量的事实。每 100 克芝麻油的能量接近 900 千卡，1 小勺（约 8 克）芝麻油就可以提供 70 千卡能量。正常情况下，每天食用油为 25 ~ 30 克也即 3 瓷勺左右即可。无论哪种植物油，吃得太多都是在让自己徒增肥肉。

经常有产妇对我发牢骚，说月嫂建议她一天吃 4 ~ 5 个鸡蛋，这样对身体好。事实上，鸡蛋并没有太神奇的功能，它只是产褥期优质蛋白的食物来源之一。之所以推荐鸡蛋，主要是其中的蛋白质含量丰富且易吸收，但一天吃 4 ~ 5 个并没有必要。根据中国哺乳期妇女平衡膳食宝塔的建议，每天食用 1 个鸡蛋（约 50 克）更合适。

想控制体重，就要改变产褥期不良饮食习惯。

中国哺乳期妇女平衡膳食宝塔

依据《中国居民膳食指南（2022）》绘制

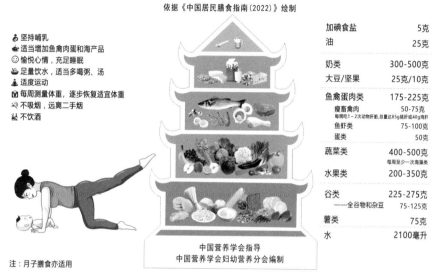

- 🤱 坚持哺乳
- 🍲 适当增加鱼禽肉蛋和海产品
- 😊 愉悦心情，充足睡眠
- 🥣 足量饮水，适当多喝粥、汤
- 🏃 适度运动
- ⚖ 每周测量体重，逐步恢复适宜体重
- 🚭 不吸烟，远离二手烟
- 🍷 不饮酒

加碘食盐	5克
油	25克
奶类	300-500克
大豆/坚果	25克/10克
鱼禽蛋肉类	175-225克
瘦畜禽肉	50-75克
每周吃1～2次动物肝脏,总量达85g猪肝或40g鸡肝	
鱼虾类	75-100克
蛋类	50克
蔬菜类	400-500克
每周至少一次海藻类	
水果类	200-350克
谷类	225-275克
——全谷物和杂豆	75-125克
薯类	75克
水	2100毫升

中国营养学会指导
中国营养学会妇幼营养分会编制

注：月子膳食亦适用

　　①不喝或者尽量少喝荤汤，尽量以清淡素汤和红豆汤、绿豆汤为主。如果一定要喝荤汤，建议炖好后放入冰箱冷却，撇去凝固的油脂后再喝。

　　②如果选择芝麻油，直接去掉超过3瓷勺的那部分。

　　③鸡蛋每天以1个为宜，不要每天吃4～5个鸡蛋。

　　想优化饮食结构，建议尽可能按照平衡膳食宝塔中推荐的食物大类来吃。其他需要注意的有：控制动物性食物的摄入，重视蔬菜和水果的摄入，保证摄入适量动物内脏以满足维生素A和矿物质的需求。

　　根据世界卫生组织的建议，6个月前的宝宝最好坚持纯母乳喂养，最好能一直母乳喂养到2岁以上。母乳喂养不仅可以降低宝宝发生传染病和慢性疾病的风险，还可以增进亲子情感，提升婴儿的认知和发育。对于妈妈而言，分泌乳汁大约可以额外消耗约 650 千卡（每天）的能量。一天多消耗 650 千卡能量是什么概念？只需要一周时间，母乳喂养的妈妈相比于配方奶喂养的妈妈，仅仅因为分泌乳汁就可以多消耗 4550 千卡能量，等同于 0.6 千克脂肪。

既然母乳喂养可以增加额外的能量消耗，那么如何保证泌乳量就显得非常重要。简单来说，产后尽早开奶是第一步，最好能在宝宝出生 1 小时就开始尝试。另外，减缓心理压力、保证充足的营养和睡眠、保证足量饮水等因素同样重要。

至于产后运动，则需要根据自身状态进行选择，应尽可能咨询专业人士的意见。如果是正常分娩，几天后身体就可以尝试进入运动状态以增加能量消耗；如果是剖宫产，通常需要留出 6 个星期左右的伤口愈合时间，在此阶段以偏静态的产褥操为主，6 周以后就可以在专业人士的指导下进行运动。

油光满面，挺着大肚子，伴随多项指标超标的体检报告等是很多肥胖中年男性留给人的印象。

表面看来，减掉大肚子和降低各项异常指标是其减脂核心，但导致他们肥胖的最重要原因，主要是高频的外出就餐和应酬以及久坐不动的生活习惯。

体重管理是中年男性的必修课，不仅因为他们期待更好的身材，更重要的是，过高的体质指数和体脂肪率是很多慢性退行性疾病，比如，高血压、2 型糖尿病、高脂血症、高胆固醇血症的独立风险因素。

什么是独立风险因素？就是只要你的体重超标或者腰围偏大，患以上疾病的风险就会升高，有的甚至高出好几倍。反之，如果体重下降 5% ~ 10%，甚至降低到正常水平，不仅各种慢性疾病的患病率会下降，甚至原先的某些指标异常的问题，比如，空腹血糖偏高、血压偏高或血脂（官方说法叫血甘油三酯）偏高，都会有不同程度的好转，甚至有可能恢复到正常水平。所以，大部分慢性疾病的诊疗或者膳食指导方案中都会提及"减轻体重"这一重要建议。

多项研究表明，在外就餐的能量摄入高于在家吃饭。对于几乎每晚都有应酬的男性朋友来说，发胖看似不可避免，除了应酬，还有各种各样的酒局，喝酒根本推不掉，这让减肥变得难上加难。

想要变瘦，第一步需要下定决心，也许只是稍微减少些饮酒量，就能凭空创造出高额的能量差。

如果饭局要求必须喝酒，能不能想办法推托？如果实在无法推托，能不能选能量更低的干红葡萄酒或干白葡萄酒？或者是否可以减少应酬的频率？毕竟应酬时就算不喝酒，其他能量来源也不少。

如果是在外就餐，想要少摄入能量最好的方法就是改变进食顺序。吃东西时先喝不油腻的汤，然后吃蔬菜，再吃肉类，最后吃主食，这样有利于控制能量摄入。此外，还要学会挑选食物，避开高脂肪、高能量的动物内脏、油炸食品和肥肉，选择清淡的蔬菜、鱼虾和豆制品。如果食物太过油腻，可以准备一碗清水涮掉菜肴表面附着的油脂。总之，"应酬＋喝酒"与减肥之间，鱼和熊掌不可兼得，必须做出取舍。

经常听到很多中年男性抱怨没时间运动，抱怨工作太忙，下班后要陪家人，几乎没有时间。没时间其实并不是理由，相反，想增加能量消耗不仅可以选择主观运动，更与活跃的身体活动有关，躺着或者坐着，当然没法消耗能量，但只要动起来，能量消耗就会增加。

如果没有整块的运动时间，可以把时间拆开。比如，把每天 30 ～ 40 分钟的运动拆分成若干个 10 分钟，只要是超过 10 分钟的碎片化活动或者运动，对能量消耗都有帮助。再者可以增加体力活动，能走不站，能站不坐，能坐不躺。

我国已经逐步步入老龄化社会，按照 WHO 的划分标准，年满 60 岁及以上的人群就是老年人，如果 60 岁以上老年人口占总人口比例超过 10%，则标志着已进入老龄化社会。

老年人口增多，使得老年人的健康与营养状况受到越来越多的关注，与此同时，我国老年人群的肥胖率依然处于增长状态。按照全国性的统计结果显示，至 2015 年，我国 60 岁以上老年人口中，肥胖人口比例达 27.3%。由此可见，老年人群的体重超标现状不容乐观。

老年人群的体重控制能带来很多益处。通常认为，对于超重肥胖的老年人，适度减轻体重的 5%～10%会带来明显的健康益处。研究表明，即使老年人只减轻体重的 3%，也可改善血压、胆固醇和血糖水平。

值得注意的是，在减肥过程中，必定伴随肌肉和脂肪的流失，所以老年人应比其他任何人群都更应关注瘦体重的比例。

俗话说："千金难买老来瘦。"大众对于老年人的健康观念还停留在越瘦越好。事实是，体重及体质指数过低的老人，通常有着更高的死亡率和营养不良风险。体重过低或者过高都对健康不利，所以，保证适宜的 BMI 对老年人群的健康状况意义重大。

那么，老年人的 BMI 应该以多少为宜？

相比于成年人，老年人群的体成分发生了较大变化，肌肉每年都有不同程度的流失，而体脂肪含量偏高，加之 BMI 并不能准确地反映体成分，所以对于 BMI 是否可以用于对老年人群的体型评价，目前仍存在争议。

不过，我们依然认为 BMI 是一个便捷且相对准确的体型评估方法，如果使用的话，老年人群的 BMI 评价范围应该略高于成人，即在 20 ~ 27 范围内比较合适。这对于成年人可能是超重，而对于老年人可能刚刚好。同时，可以结合腰围（WC）作为辅助评估手段，老年人的腰围评估原则和成年人一致，男性 ≥ 90 厘米、女性 ≥ 85 厘米属于中心性肥胖。

老年肥胖人群的营养膳食原则——在自律中修炼一个完美身材

上、确立适宜的能量水平

老年人如何确定减肥过程中的能量水平呢？最好的方法是在现有能量摄入水平上每天减少 300 ~ 400 千卡。比如之前通过膳食评估得到老年肥胖患者每日能量摄入为 2500 千卡，可以按照 2000 千卡左右的能量水平作为减肥期间的能量水平。另外，不建议一次性能量减少超过 30%，否则可能引发饥饿感。想减少能量摄入，可以使用减少空热食物和优化食材选择两个方法。

由于口腔功能退化，老年人更热衷于吃软烂的食物，首当其冲的就是喜爱肥肉，不喜欢瘦肉，而同等重量下肥肉的能量能够达到瘦肉的两倍以上，能量更高的同时饱腹感却更差，所以需要尽可能减少饱和脂肪的摄入。另外，一些老年肥胖者还有佐餐时饮用高度酒的习惯，这些对于控制体重都非常不利。

优化食材选择，注意摄入量

喜爱精米白面的老年人，可以将全谷物食物添加到主食单中，并尽可能烹调得软烂，好咀嚼、好消化。如果实在很难咀嚼，推荐超市里购买的各种杂粮粉，不过要注意避免添加太多坚果如芝麻、核桃品类，这些反而含有更高的能量。另外，可适当增加一些蔬菜、水果、菌菇类等低能量的食物，同时适当增加薯类的摄入来缓解便秘。

进食量上，鼓励老年人控制食欲，每餐尽可能到 7 分或 8 分饱，即有饱的感觉但不至于撑，这样可以减少大约 20% 的能量摄入。

优质的蛋白质和膳食纤维

减肥过程中的体重下降，伴随着肌肉、水分和脂肪的流失，过度的肌肉流失不仅有可能导致肌肉力量下降，还有可能影响基础代谢水平，从而使得老人在静息状态下的能量消耗减少。对于减肥的健康老人而言，蛋白质摄入量应达到健康老人每日蛋白质的适宜摄入量，即 1.0 ～ 1.2 克 / 千克体重，并且最好分配在三餐中。

蛋白质的质量也非常重要，豆制品中的大豆蛋白、奶制品中的乳清蛋白和其他动物性食物中的蛋白对于肌肉的维持意义重大，如果没办法从饮食中获取足量的蛋白质，也可以考虑口服蛋白粉。

老年人群的胃肠道蠕动能力下降，便秘也更常见，减肥过程中食物摄入量减少，更可能导致便秘。因此，保证充足饮水，多吃富含膳食纤维的蔬菜、水果、薯类、全谷物等有利于肠道蠕动，更可缓解餐后血糖波动水平，延长饱腹感。

老年人群也需要注意减肥过程中钙、铁、维生素 B$_{12}$ 等核心营养素摄入不足的问题，必要时可以考虑通过复合维生素矿物质补充剂来获取。尤其是钙质，即使是在减脂期间，每天也要保证 1000 毫克的钙摄入，如果从饮食中获取困难，也可以考虑服用钙片。

谷类	150 ~ 200 克	煮熟后的主食，大约相当于 1.5 ~ 2.5 个拳头的量。	1. 米饭、面条、馒头、烙饼、玉米、燕麦片，更推荐小米、燕麦片、玉米、黑米等全谷物。 2. 对于质地坚硬且完整的燕麦米、红豆等，可以煮得更软烂，亦可以用搅拌机打碎成谷物粉。
薯类	50 ~ 100 克	一个拳头大小的红薯大约为 200 克，每天建议吃大约半个拳头的量。	红薯、马铃薯、土豆、芋头等。
大豆及其制品	15 克干黄豆	南豆腐 100 克 北豆腐 40 克 素鸡 30 克 豆腐丝 25 克	1. 各类豆制品营养丰富，易于消化，且对血胆固醇水平控制有益。其中的优质蛋白对于肌肉维持意义重大。 2. 减脂过程中建议每天摄入充足的豆制品。
坚果	10 克	单个手掌一捧的大小，大约等于 2 个核桃，或 15 颗花生米，或 10 个巴旦木。	1. 坚果能量高，不宜大量摄入，优先挑选小包装的无盐坚果，如花生、瓜子、核桃、巴旦木、松子。 2. 如果咀嚼存在困难，可以选择用搅拌机打碎。
乳类（奶和奶制品）	300 克	可以看外包装的重量，一般盒装牛奶的规格是 250 毫升。	相当于液态奶 300 毫升，酸奶 300 克，奶粉 37.5 克。

蛋类	40 克	一个完整的鸡蛋。	鸡蛋、鹌鹑蛋等，蒸蛋羹和鸡蛋汤老人更容易消化吸收。
鱼类和海鲜	40 ~ 75 克	大约是 8 ~ 10 只对虾，或者一块掌心大小的鱼肉。	更推荐草鱼、黄鱼、鲈鱼、虾，以及富含优质脂肪的深海鱼类，如三文鱼、鳕鱼等。
肉类	40 ~ 75 克	相当于掌心大小。	1. 猪肉、牛肉、羊肉、鸡肉、鸭肉、鹅肉都可，尽量选择瘦肉（脂肪 ≤ 10%），鸡肉和鸭肉最好去皮。 2. 如果老人觉得肉类肌肉纤维比较粗糙，可以选择做成肉圆或者肉糜的方式进食。
水果	200 克	200 克苹果相当于一个拳头大小。	苹果、哈密瓜、草莓、奇异果、蓝莓、香蕉、梨、杧果等，优先选择颜色鲜艳的水果。
蔬菜	500 克	大约相当于熟的油菜 2 ~ 3 碗。	深色蔬菜最好有一半以上，优先选择容易咀嚼和吞咽的蔬菜种类。
植物油	20 克以内	相当于 2 瓷勺植物油。	各类植物油皆可，最好不要吃动物性油脂，可以考虑增加橄榄油、亚麻籽油和紫苏油的比例。

（注：每日能量摄入水平：比成人略低，以 1400 ~ 1800 千卡为宜，以下饮食结构以 1600 千卡 / 天为例。）

老年人也要注意多运动。运动的益处不仅在于控制体重，还可缓解肌肉衰减，增加胰岛素敏感性，维持骨骼健康……

老年人运动的核心原则和沉浸式减肥法中运动处方的设置一致，即

"量力而行，循序渐进"。推荐从一些简单易行且不感到疲劳的适量运动开始，慢慢增加运动时间、强度和频率。除了步行、慢跑、太极拳、游泳等有氧运动可以帮助脂肪消耗外，力量训练也有助于瘦体重的维持，比如，仰卧抬腿、举小重量哑铃、仰卧单车、弹力带等安全性较强的抗阻运动，配合充足优质蛋白的摄入效果会更明显。

老年人群还可以考虑额外加入平衡性和柔韧性训练，减少倾倒的风险，比如，单脚站立、拉伸、上下肢力量的训练等。除了运动，一般的身体活动也很重要，比如，散步、园艺工作、做家务等均多多益善，尽量减少久坐和躺着的时间。

总之，老年人的运动计划以安全为第一原则，前期不要过多考虑强度、频率和时间，必要时咨询医生和专业人士。一旦出现心悸、胸闷或者疼痛的感觉，应立刻停止运动。

素食，狭义上是一种不摄入动物性食物的饮食方式，包括严格素食、蛋奶素、奶素、蛋素等。目前在全国范围内，素食人数在5000万左右。从营养师角度看，素食主义并非一种主流且推荐的饮食方式，相比杂食人群而言，素食人群更容易出现某些营养素不足的情况。

当然，目前很多人选择素食，一是信仰，二是为了更健康。表面上看，素食主义者的饮食中不存在含有饱和脂肪的肉类，同时有充足的低能量、高膳食纤维的蔬菜和水果，不应该会发胖。事实是，很多素食者不仅肥胖，还存在脂肪肝、高血脂等慢性疾病。

大多数素食人群的饮食结构中缺乏动物性蛋白和脂肪，使得他们不得不通过大量摄入主食来对抗饥饿，其中大多又是精制主食，自然容易发胖。由于受饮食结构的限制，素食主义者在减脂过程中更容易缺乏微量营养素，一些素食者体内维生素 B_1、钙、硒、锌摄入量达不到推荐量的50%。

为了更健康，素食人群体重干预的要点如下。

由于缺乏蛋、奶、鱼虾和肉类的摄入，大豆类食物算得上为数不多的优质蛋白的来源。同时，大豆制品中还含有大豆异黄酮，而发酵豆制品则含有纯素食人群普遍缺乏的维生素 B$_{12}$，所以推荐减脂人群每天摄入 40 ～ 80 克大豆及其制品，大约可以从中获取 15 ～ 30 克优质蛋白，对于减脂过程中的肌肉维持意义重大。

豆制品的种类很丰富，有南豆腐、北豆腐、内酯豆腐、豆腐干、臭豆腐、臭豆腐干、腐竹、素鸡……变换烹调方法，搭配各种食材，可以让大豆制品的花样更加丰富，比如，西芹腐竹、红烧素鸡、菠菜豆腐汤都是不错的选择。

虽然食用油中含有较多的必需脂肪酸，尤其是 ω-6 系列的脂肪酸，而 ω-3 系列脂肪酸主要存在于紫苏油、亚麻籽油中，大豆油和菜籽油中也有。即便这些脂肪酸对纯素食主义者十分重要，但油也不能吃太多，毕竟每 1 克油就有 9 千卡能量。尤其是缺乏动物性食物的香气和风味的前提下，对于能够增加食欲的食用油一定要控制好，用瓷勺或者限油壶量化烹调油是控制添加量最直接的方法。

谷类食物不仅能提供碳水化合物，还有 B 族维生素和膳食纤维，尤其是全谷物食物的营养素保留更完整。由于加工精度低，蛋白质含量相比于普通谷物也略高，最重要的是，全谷物中的膳食纤维含量更高，相比于精制谷物，有相对更低的血糖负荷，饥饿感更不明显。所以要多吃全谷物食物，最好可以达到主食总量的 1/2。

相比于一般人群，纯素食主义者更容易缺乏某些营养素，尤其是 ω-3 脂肪酸以及矿物质钙、铁、锌和维生素 B_{12}。减脂时由于进食量受到限制，出现营养不良的风险更高，所以富含这些营养素的食物在减脂期间一定要保证，比如，含有 ω-3 脂肪酸前体 α-亚麻酸的亚麻籽（油）、紫苏籽（油）、核桃（油），含有钙的豆制品、芝麻（酱），含有铁和锌的菌菇和坚果类，以及含有维生素 B_{12} 的发酵食品。当然，最简单易行的方式，是每天吃一粒包含维生素 B_{12} 的复合维生素矿物质补充剂。

食物种类	摄入量（克/天）	备注
谷类	150 ~ 200 克	全谷物占 1/2 左右。
薯类	50 ~ 100 克	可以适量增加。
蔬菜	500 克	深色蔬菜占 1/2 以上。 应当包含 5 ~ 10 克菌菇类（干制）。
水果	200 克	
大豆及其制品	80 克 [注：相当于一大块豆腐（500 克），或两大块豆腐干（200 克）]	其中包含至少 10 克发酵豆制品（臭豆腐、臭豆腐干），或者使用酱油、豆瓣酱、腐乳等发酵调味品，以满足维生素 B_{12} 的需要。
坚果	20 克	多以富含 α-亚麻酸的核桃和松子为主。
食用油	20 克	优先选择紫苏油和亚麻籽油。
盐	6 克	
复合维生素矿物质补充剂	1 粒	以弥补膳食中可能存在的维生素矿物质缺乏问题，配方中必须含有维生素 B_{12}。

[1] 《中国居民营养与慢性病状况报告（2020 年)》发布会图文实录 [EB/OL].http://www. scio.gov.cn/xwfbh/xwbfbh/wqfbh/42311/44583/wz44585/Document/1695276/1695276.htm.

[2] 中国营养学会 . 中国居民膳食指南科学报告 (2021)[M]. 北京：人民卫生出版社，2022.

[3] 卫生行业标准 WS/T 586-2018 《学龄儿童青少年超重与肥胖筛查》.

[4] 陈春明 . 中国学龄儿童少年超重和肥胖预防与控制指南 [M]. 北京：人民卫生出版社 , 2008.

[5] 吴伟珍，李映桃，李湘元，等 . 孕妇孕期体重控制的研究进展 [J]. 中华妇幼临床医学杂志 (电子版), 2017,13(3):369-372.

[6] 卫生行业标准 WS/T801-2022《妊娠期妇女体重增长推荐值标准》。

[7] 中国孕产妇及婴幼儿补充 DHA 共识专家组 . 中国孕产妇及婴幼儿补充 DHA 的专家共识 [J]. 中国生育健康杂志 ,2015(2):99-101,107.

[8] 世界卫生组织 . 母乳喂养 [EB/OL].https://www.who.int/zh/health-topics/breastfeeding#tab= tab_1.

[9] Women's Care. 产后锻炼计划 [EB/OL].https://womenscarefl.com/zh-CN/health-library-item/your-postpartum-exercise-plan/.

[10] 中国新闻网 . 预计"十四五"中国老年人口将超 3 亿进入中度老龄化 [EB/OL]. https://www.chinanews.com/gn/2021/03-16/9433127.shtml.

[11] 常继乐，王宇 . 中国居民营养与健康状况监测 2010—2013 年综合报告 [M]. 北京：北京大学医学出版社 , 2016.

[12]obesityaction.org, 老 年 人 肥 胖 [EB/OL].https://www.obesityaction.org/community/ article-library/obesity-in-the-elderly/.

[13] 孙建琴，张坚，常翠青，等 . 肌肉衰减综合征营养与运动干预中国专家共识 (节录) [J]. 营养学报 , 2015,37(4):320-324.

[14] U.S. Department of Agriculture and U.S. Department of Health and Human Services. Dietary Guidelines for Americans, 2020-2025. 9th Edition. December 2020. Available at DietaryGuidelines.gov.

[15] Rasmussen KM, Yaktine AL. [J]. Weight gain during pregnancy: Reexamining the guidelines.2009.

[16] Committee on Obstetric Practice. ACOG committee opinion. Exercise during pregnancy and the postpartum period. Number 267, January 2002. American College of Obstetricians and Gynecologists[J]. International journal of gynaecology and obstetrics: the official organ of the International Federation of Gynaecology and Obstetrics, 2002, 77(1): 79-81.

前面，我们已经完整地为大家呈现了沉浸式减肥法的几乎所有内容，如果你读到这里，相信你的减肥计划已经在执行中了。在这个过程中，可能有阶段性成功的喜悦，也有遭遇不顺时的疑惑，甚至还有过放弃的念头。

当沉浸式减肥之旅结束后，你可能需要开启一段新的饮食旅程——一个健康、可持续且愉悦的饮食模式。在这个阶段，无论是食物挑选、搭配还是烹饪，与之前都存在着区别。回归日常生活中，我们到底怎么吃才能尽可能达到均衡饮食，保持身体健康呢？

俗话说"靠山吃山，靠水吃水"，地域环境和文化习俗对饮食习惯的影响非常大。中国人的传统饮食模式偏向植物性食物为主，即谷类、蔬菜、水果、豆类吃得比较多，肉、蛋、奶吃得相对较少。饮食习惯上也更喜欢食材多样化的搭配，乐于烹饪和调味……这些都是中式饮食给人留下的印象。

如果从健康饮食的角度出发，老百姓很难直接参照其他国家的饮食指导，所以，我们需要一套具有"中国特色"的健康饮食指导。

"中国居民膳食指南"是根据营养科学原则和人体营养需要，结合我国食物生成和供应情况及居民生活实际提出的对于食物选择和身体活动的指导意见。

简单来说，就是通过一份指导性文件，告诉普通大众"吃什么、吃多少、怎么吃"才更健康。目前，我国膳食指南 5 年左右更新一次，而 2022 年膳食指南刚刚更新。针对一般人群，《中国居民膳食指南（2022）》提出了八准则。

1	食物多样，合理搭配	（1）坚持谷类为主的平衡膳食模式。 （2）每天的膳食应包括薯类、蔬菜、水果、畜禽鱼蛋奶和豆类食物。 （3）平均每天摄入 12 种以上食物，每周 25 种以上，合理搭配。 （4）每天摄入谷类食物 200~300 克，全谷物和杂豆类 50~150 克，薯类 50~100 克。
2	吃动平衡，健康体重	（1）各个年龄段人群都应该坚持天天运动，保持健康体重。 （2）食不过量，保持能量平衡。 （3）坚持日常身体活动，每周至少进行 5 天的中等强度身体活动，累计 150 分钟以上，平均每天主动身体活动 6000 步。 （4）鼓励适当进行高强度有氧运动，加强抗阻运动，每周 2~3 次。 （5）减少久坐时间，每小时起来动一动。
3	多吃蔬果、奶类、全谷、大豆	（1）蔬菜、水果、全谷物、奶制品是平衡膳食的重要组成部分。 （2）餐餐有蔬菜，推荐每天摄入不少于 300 克的新鲜蔬菜，深色蔬菜应占 1/2。 （3）天天吃水果，推荐每天摄入 200~350 克的新鲜水果，果汁不能代替鲜果。 （4）吃各种各样的奶制品，摄入量相当于每天 300 毫升以上液态奶。 （5）经常吃全谷物、大豆制品，适量吃坚果。

4	适量吃鱼、禽、蛋、瘦肉	(1) 鱼、禽、蛋和瘦肉摄入要适量，平均每天 120~200 克。 (2) 每周最好吃 2 次鱼或 300~500 克，蛋类 300~350 克，畜禽肉 300~500 克。 (3) 少吃深加工肉制品。 (4) 鸡蛋营养丰富，吃鸡蛋不弃蛋黄。 (5) 优先选择鱼，少吃肥肉、烟熏和腌制肉制品。
5	少盐少油，控糖限酒	(1) 培养清淡饮食习惯，少吃高盐和油炸食品。 (2) 成人每天摄入食用盐不超过 5 克，烹调油 25~30 克。 (3) 控制添加糖的摄入量，每天不超过 50 克，最好控制在 25 克以下。 (4) 反式脂肪酸每天摄入量不超过 2 克。 (5) 不喝或者少喝含糖饮料。 (6) 儿童青少年、孕妇、乳母及慢性病患者不应饮酒。成人如饮酒，一天酒精量不超过 15 克。
6	规律进餐，足量饮水	(1) 合理安排一日三餐，定时定量，不漏餐，每天吃早餐。 (2) 规律进餐、饮食适度、不暴饮暴食、不偏食挑食、不过度节食。 (3) 足量饮水，少量多次。在温和气候条件下，低身体活动水平成年男性每天饮水 1700 毫升，女性每天饮水 1500 毫升。 (4) 推荐喝白水或淡茶水，少喝或者不喝含糖饮料，不用饮料代替白水。
7	会烹会选，会看标签	(1) 在生命的各个阶段做好健康膳食规划。 (2) 认识食物，选择新鲜的、营养素密度高的食物。 (3) 学会阅读食品标签，合理选择预包装食品。 (4) 学习烹饪、传承传统饮食、享受食物天然美味。 (5) 在外就餐，不忘适量与平衡。
8	公筷分餐，杜绝浪费	(1) 选择新鲜卫生的食物，不食用野生动物。 (2) 食物制备生熟分开，熟食二次加热要热透。 (3) 讲究卫生，从分餐公筷做起。 (4) 珍惜食物，按需备餐，提倡分餐不浪费。 (5) 做可持续食物系统发展的践行者。

《中国居民平衡膳食宝塔（2022）》是根据《中国居民膳食指南（2022）》的核心条目形象化而成的一种展现形式，将每一大类的食物和推荐量都以图形和所占比例进行展示。

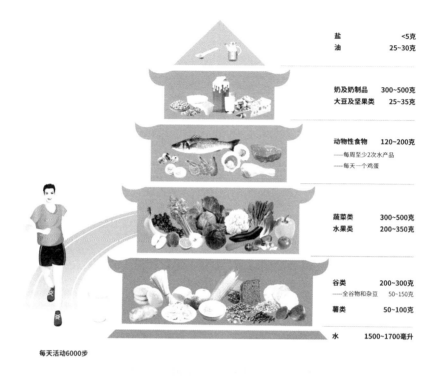

盐	<5克
油	25~30克
奶及奶制品	300~500克
大豆及坚果类	25~35克
动物性食物	120~200克

——每周至少2次水产品
——每天一个鸡蛋

| 蔬菜类 | 300~500克 |
| 水果类 | 200~350克 |

| 谷类 | 200~300克 |
——全谷物和杂豆 50~150克
| 薯类 | 50~100克 |

| 水 | 1500~1700毫升 |

每天活动6000步

（数据来源：中国营养学会。）

不同地域、文化和经济水平影响着各地的饮食风格，即使在同一个国家，不同地区也存在着不同的饮食习惯和结构。在世界范围内，存在诸多饮食结构，到底哪些对健康有利，值得推广和借鉴呢？

《美国新闻与世界报道》（*U.S. News & World Report,* 简称《美新周刊》）是一本与《时代》齐名的杂志，每年都会邀请行业内的专家对很多领域进行排名，比如，教育排名（最佳大学）、健康排名、旅游排名等，而在健康排名中有一个"最佳饮食"排名。

这项排名每年更新一次，是根据主流学术界和专家小组对39种饮食进行排名。为了保证适应性，分别从不同维度进行评价，其中"整体最佳饮食"的前三名，就是世界范围内公认的最健康饮食前三名，我们一起来看看。

地中海饮食严格限制饱和脂肪、红肉和游离糖的摄入，推荐大量新鲜蔬果、全谷物、鱼虾和奶制品，外加葡萄酒和橄榄油。

地中海饮食并不是某一种具体的饮食，而是指地中海沿岸一些地区（如意大利南部、希腊、法国、西班牙等）的综合饮食模式。

科学家最早对地中海附近的饮食模式产生兴趣，是因为发现这里的人有着更长的寿命和更低的心血管疾病发病风险，而这些和他们的生活方式密不可分。

总体上说，地中海饮食的饮食结构十分合理，三大产能营养素都在相对适宜的范围内。同时，在饱和脂肪、糖和红肉方面，地中海饮食秉持非常严格的限制，而新鲜的蔬菜和水果、鱼和海鲜、奶制品，包括全谷物类和各类种子都是地中海饮食推崇的食物。地中海饮食最明显的特征就是使用橄榄油作为烹调油，以及佐餐的一小杯红酒。

虽然地中海饮食模式和国人的饮食习惯差距较大，我们也不推荐大家形而上地去模仿，譬如把植物油都换成橄榄油，少吃或者不吃红肉，或每天喝一杯葡萄酒。单纯模仿地中海饮食并不一定会让人吃得更健康，如果能利用地中海饮食的一些食物挑选原则，再结合自身的膳食喜好，往往更有价值。

如可增加主食中全谷物的比例，尽量选择加工精度较低且结构完整的食物；保持大量新鲜蔬菜和水果的摄入量，国人摄入严重不足的奶类也要补充；保持适宜的总能量，减少食用盐而额外使用一些风味食材，比如，胡椒、百里香、罗勒等；限制红肉而增加水产和海鲜……这些都可以让我们每天吃得更有地中海饮食的感觉，也能让我们吃得更健康。

关于地中海饮食的实践，1993 年，公益组织 Oldways 与哈佛大学公共卫生学院及世界卫生组织共同推出了地中海饮食金字塔，具体内容如下。

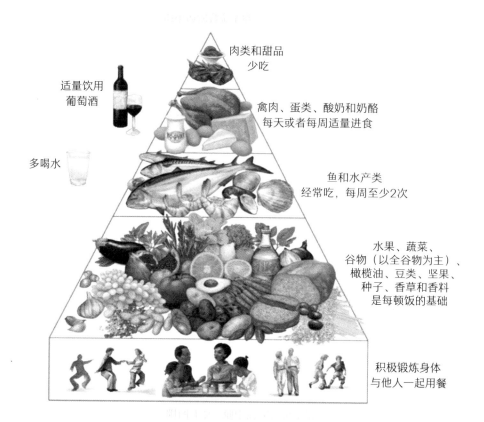

肉类和甜品
少吃

适量饮用
葡萄酒

禽肉、蛋类、酸奶和奶酪
每天或者每周适量进食

多喝水

鱼和水产类
经常吃，每周至少2次

水果、蔬菜、
谷物（以全谷物为主）、
橄榄油、豆类、坚果
种子、香草和香料
是每顿饭的基础

积极锻炼身体
与他人一起用餐

（资料来源：https：//oldwayspt.org/resources.）

蔬菜	菠菜、彩椒、胡萝卜、茄子、西红柿、洋葱、西葫芦、西蓝花、土豆、蘑菇、南瓜。
水果	苹果、柑橘、香蕉、柠檬、蓝莓、草莓、杧果、奇异果、樱桃、桃子。
谷类	全谷物为主，还包括全麦面包、意大利面、燕麦片、糙米、红米、黑米等。
食用油	特级初榨橄榄油、低芥酸菜籽油、亚麻籽油、葡萄籽油、牛油果油。
豆类、种子、坚果	豆类：青豆、黑豆、大豆、鹰嘴豆。 坚果：核桃、花生、巴旦木。 种子：葵花子、亚麻籽。
鱼和水产	大西洋鲑（三文鱼）、金枪鱼、沙丁鱼、鳕鱼、虾、罗非鱼、牡蛎、贻贝、扇贝、螃蟹。
奶制品	低脂牛奶、普通酸奶、希腊酸奶、各类奶酪。

食物大类	推荐食材种类
蛋类和禽类	鸡肉、鸭肉、蛋类。
偶尔吃的食物	甜点和红肉（猪肉、牛肉、羊肉）。
水和饮料	既包含蔬菜和水果中的水分，也包含茶、草药茶和咖啡（适量）。
葡萄酒	不喝酒的人可以选择 100% 葡萄汁。 女性每天葡萄酒饮用量最多不超过 1 杯（约 140 毫升）。 男性每天葡萄酒饮用量最多不超过 2 杯（约 280 毫升）。

（资料来源：https：//oldwayspt.org/resources.）

2. 得舒饮食（DASH）

得舒饮食的全称是 Dietary Approaches to Stop Hypertension（DASH），意为降低高血压饮食模式，即饮食中摄入足够的蔬菜、水果、低脂奶，减少摄入动物性油脂，并且通过全谷物、蔬菜、豆制品、水果而获取丰富的钾、钙、膳食纤维以及植物化学物质。其实，大多数健康饮食模式都存在一些相似之处。DASH 饮食模式有几个非常显著的特点。

（1）控制钠的摄入。钠的摄入会增加水分潴留，增加心脏和血管内皮的压力，进而增加血压。为了更好地控制血压，DASH 饮食计划中特别提倡控制钠和高钠食物的摄入，对盐、酱油等各种高钠调味品和高钠食物都要严格限制。通常情况下，按照 DASH 饮食可以使得钠的每日摄入量减少到 2300 毫克（大约全天摄入 5 克盐），最终可以逐渐降低到 1500 毫克 / 天（相当于全天摄入 3 克盐）。

（2）适当多补充对血压控制有益的钾、钙、蛋白质和膳食纤维。比如，增加富含膳食纤维和钾的新鲜蔬菜与水果，以及保证无脂和低脂的奶制品以获取钙质，增加全谷物食物也可以提升膳食纤维的摄入水平。另外，富含蛋白质、钾、膳食纤维的种子、坚果和豆类也是重要来源。

（3）控制饱和脂肪、胆固醇和添加糖。比如，少喝或者不喝含糖饮料，限制甜食摄入，对肥肉、黄油、椰子油、棕榈油等高饱和脂肪来源也统统限制摄入，而对于有益于控制血压的钾、钙、蛋白质和膳食纤维的营养素，则往往更被推荐。

除此之外，含有饱和脂肪的肥肉、黄油和椰子油等制品，以及各类含糖饮料往往都被限制。倡导多吃蔬菜、水果、低脂乳品、全谷物、禽肉、鱼类、豆制品以及坚果，少食甜品、含糖饮料和红肉。

该模式提倡低饱和脂肪酸，富含钾、钙、镁及膳食纤维和蛋白质的食物，钠盐摄入量更低，包括每日 2300 毫克和 1500 毫克两个钠摄入等级的推荐。

将 DASH 饮食和国人的饮食习惯相融合，可能是更容易执行的一种方式，最需要我们做的就是主动放弃"喜爱的饱和脂肪、糖和盐"，也就是我们常说的"口味清淡"。饱和脂肪的减少可以通过增加膳食中优质脂肪的比例实现，尤其是橄榄油、牛油果、山茶油中的单不饱和脂肪酸和核桃、亚麻籽等中的优质多不饱和脂肪酸，还可以利用一些烹调用的香料（如国人常用的花椒、八角、桂皮、香叶等）替代盐、酱油和各种含钠调味品，这也是一种更好的选择。

同时，DASH 饮食也鼓励我们多吃新鲜蔬菜、水果以获取其中的营养素和膳食纤维，利用全谷物替代部分谷类作为复杂碳水化合物来源，包括限制动物性食物中的饱和脂肪等，这些都是健康饮食的可遵循原则。DASH 饮食的健康食物挑选原则具体如下。

谷物	全麦面包、全麦面食、英式松饼、皮塔饼面包、百吉饼、谷物、粗粒燕麦片、糙米、无盐椒盐脆饼和爆米花。	提供能量和膳食纤维。
蔬菜	西蓝花、胡萝卜、羽衣甘蓝、豌豆、土豆、菠菜、南瓜、地瓜、西红柿。	钾、镁和膳食纤维的丰富来源。
水果	苹果、杏、香蕉、枣、葡萄、橙子、葡萄柚（汁）、杧果、甜瓜、桃子、菠萝、葡萄干、草莓、橘子。	钾、镁和膳食纤维的重要来源。

脱脂或低脂乳制品	脱脂牛奶或乳酪；低脂牛奶、酸奶、奶酪；脱脂/低脂的普通或冷冻酸奶。	钙和蛋白质的主要来源。
瘦肉、家禽和鱼	仅选择精瘦肉；去掉可见的脂肪；烤或水煮；去皮禽肉。	丰富的蛋白质和镁的来源。
坚果、种子和豆类	杏仁、混合坚果、花生、核桃、葵花子、花生酱、芸豆、小扁豆、豌豆。	丰富的能量、镁、蛋白质和膳食纤维。
油脂	植物油（低芥酸菜籽油、玉米油、橄榄油、红花油），低脂蛋黄酱，淡色拉调料。	DASH饮食中，脂肪提供的能量为27%。

三、弹性素食（Flexitarian Diet）

弹性素食指一种大部分时间"遵循纯素食原则"，小部分时间可以"荤素搭配"的饮食原则。

"弹性素食"一词是"弹性饮食"和"素食主义"的结合，和纯粹的素食主义相比，弹性素食更提倡"不刻意"，即不需要成为一个纯素食主义者。

简单来说，弹性素食指的是大部分时间遵循素食主义的饮食原则，而其他的时间里，依然可以摄入肉类和其他动物性食物。

毫无疑问，这是一种以植物性食物为主的饮食模式，而由于减少了肉的摄入，饱和脂肪的摄入得到了更好的控制，弹性素食自然而然是一种有利于控制体重的饮食结构。

弹性素食具体怎么执行呢？可以分为三个阶段。

初期：建议每周有2天不摄入肉类，剩下5天中吃的肉类平均每天不超过150克，这对于初始尝试者并不算困难，毕竟膳食指南中也推荐每天肉类和水产的摄入量在80～150克。

过渡：逐步增加不摄入肉类的天数，从每周2天慢慢增加到每周5天，剩下吃肉的那几天中，每天依然可以吃不超过150克的肉类。

最终：弹性素食推荐5天不摄入任何肉类，剩下2天每天摄入肉类总量少于 9 盎司（约折合 255 克），即平均每天肉类摄入量不超过约 75 克。

这可以理解为一个全新的 "5+2" 饮食法，"5" 代表 5 天中完全避免摄入动物性食物，"2" 代表 2 天中可以选择营养均衡的动植物搭配饮食。由于限制了肉类，弹性素食中鼓励增加其他蛋白质来源，比如，藜麦、豆类、豆制品和奶制品，同时保证全谷物、新鲜蔬菜、水果的摄入。

在实际执行中，由于适当增加了豆类、种子、坚果作为蛋白质来源，肯定比红肉能带来更多的膳食纤维，而增加的蔬菜、水果和全谷物的膳食纤维含量同样丰富，更多的膳食纤维来源对于维持饱腹感和控制体重是有益的。

当然，由于弹性饮食与纯素食存在共同点，所以执行长期非计划性的弹性素食模式很可能出现营养不良的风险，比如，蛋白质、铁、锌、钙、维生素 D、B 族维生素和 ω-3 脂肪酸的缺乏。对此，既可以通过精心搭配膳食来满足，也可以选择适当的膳食补充剂来补充。

最简单的就是做好"饮食四分法"。

"饮食四分法"是我自己起的一个名字，如果将每餐所有的食物都放进一个餐盘中，那么按照比例划分整个餐盘的食物大致如下。

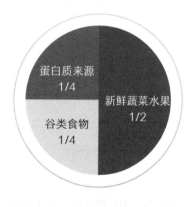

从营养学角度看，遵循这个大致的食物摄入比例，虽然仍做不到对各种营养素的精确摄入，但从整体膳食结构看已经足够优秀。毕竟对于大众饮食习惯

（资料来源：作者自制。）

而言，尽可能达成均衡的饮食结构，比单纯地执着于某些营养素的获取更有意义。

一、分餐——健康膳食的前提

想要做好"饮食四分法"，最重要的前提是分餐。我国一直贯彻分餐原则，今天我们在古装电视剧中经常能看到宴会时宾客们都是分开就餐的，只是到了后来才变成共餐。

相比于一起吃饭，分餐有利于减少交叉进食带来的污染，也可以更明确地量化食物摄入。只是，分餐还受各种传统思想和观念的约束。

二、蔬菜和水果的最佳搭配

你需要保证餐盘中的 1/2 是新鲜的蔬菜和水果，且以深色蔬菜和水果居多，如西蓝花、胡萝卜、番茄、南瓜、紫甘蓝、草莓、蓝莓、奇异果、红心火龙果、西瓜、杧果等。

注意：

（1）无论是生的蔬菜还是熟的蔬菜，每餐新鲜蔬菜和水果不少于两个拳头的量（未烹调状态下）。

（2）不能都是淀粉类蔬菜（如芋头、莲藕、山药等）。

（3）水果的比例小于蔬菜，且水果不能替代蔬菜。

（4）果汁不能替代新鲜水果，即使是 100% 纯果汁。因为在榨汁过程中，膳食纤维损失殆尽，而糖分却保留了下来，所以果汁并不是水果营养的浓缩，而是糖分的浓缩。

三、主食类搭配攻略

餐盘的 1/4 是谷类，且以全谷物居多，比如，全麦面包、糙米、玉米、小米、燕麦、荞麦、黑米等，还包括红薯、紫薯、山药、芋头等薯类。

注意：

（1）每餐熟的主食的体积不少于一个拳头的量。

（2）尽量少吃白米和白面制品（如白面条、白馒头），可以适当选择营养更丰富的全谷物食物，比如，燕麦、荞麦、黑米等。

（3）如果觉得全谷物吃起来太粗糙或扎嗓子，可以提前浸泡，口感更好。

餐盘的 1/4 是蛋白质类食物，可以细分为动物蛋白和植物蛋白，包括豆类及其制品，还有鸡蛋、鱼虾、禽畜肉类、坚果和种子。

注意：

（1）每餐最好有不超过一个拳头量的蛋白质类食物。

（2）尽量选择低脂的肉类、鱼虾等，也可以选择鸡蛋和豆制品。

（3）烹调方法尽可能清淡，做到少油、少盐。

[1] 中国营养学会 . 中国居民膳食指南（2022）[M]. 北京：人民卫生出版社 ,2022.

[2] 美国新闻与世界报道 (U.S. News & World Report). 最佳饮食排行 [EB/OL]. https://health.usnews.com/best-diet?int=hp_rankings_and_ratings_health.

[3]Oldways. 地中海饮食 [EB/OL]. https://oldwayspt.org/resources.

[4] 美国国家心肺血液研究所 . 得舒饮食计划 [EB/OL]. https://www.nhlbi.nih.gov/health-topics/dash-eating-plan.

[5] 美国新闻与世界报道 (U.S. News & World Report). 弹性素食 [EB/OL]. https://health.usnews.com/best-diet/flexitarian-diet.

[6] Frontiers. 弹性素食与体重控制 [EB/OL]. https://www.frontiersin.org/articles/10.3389/fnut.2018.00059/full.

[7] 什么是弹性素食？新手入门指南 [EB/OL]. https://www.everydayhealth.com/diet-nutrition/diet/flexitarian-diet-health-benefits-food-list-sample-menu-more/.

[8] 什么是弹性素食 [EB/OL]. https://www.bbcgoodfood.com/howto/guide/what-flexitarian-diet.

[9] 加拿大膳食餐盘 [EB/OL]. https://food-guide.canada.ca/en/.